Heilen mit Delfinen

Horace Dobbs

Heilen mit Delfinen

AT Verlag

Dieses Buch widme ich

Shizuko, Rebecca, Tricia, Sally, Kamala, Takako
und den zahllosen Menschen, denen ich
auf dem Weg der Delfine begegnete und die
meine Abenteuer teilten.
Außerdem Wendy, die mir immer wieder hilft,
auf dem Boden der Tatsachen zu bleiben,
und nicht zuletzt Susie, von den Redcliff-Studios,
die meine unleserlichen, mit Bleistift auf
alte Schmierblätter gekritzelten Hieroglyphen
in eine makellose, grammatikalisch überarbeitete
Computerdatei verwandelt, bei der sogar
die Wörter genau abgezählt sind.

Die Originalausgabe dieses Buches
ist unter dem Titel »Dolphin Healing« 2000 erschienen
bei Judy Piatkus Publishers Limited, London.

Aus dem Englischen übersetzt von Birgit Baader.

AT Verlag, Baden und München
Umschlagabbildung: Nomi Baumgartl, München
Lektorat: Karin Breyer, Freiburg i. Br.
Lithos: AZ Grafische Betriebe AG, Aarau
Druck und Bindearbeiten: Westermann Druck GmbH, Zwickau
Printed in Germany

ISBN 3-85502-981-4

www.at-verlag.ch

Inhalt

Shannons Traum

Bei meiner Geburt war ich normal wie du
Mit grausamer Hand schlug das Schicksal dann zu
Eine geheimnisvolle Krankheit beschlich mein Gehirn
Nun kann ich nicht sprechen, nicht laufen, nicht stehen

Tis sagte, Delfine besäßen magische Kräfte
und hätten schon anderen Kindern wie mir geholfen
Ich möchte zu den Delfinen gehen
Ich möchte Geist und Körper befreien

Es gibt viele, zum Teil Jahrhunderte alte Geschichten
Über die wunderbaren Dinge, die Delfine tun
Bitte hilf mir, zu den Delfinen zu gehen
Ich möchte normal sein wie du

Joyce Samuels

Einführung

Liebe Leserin, lieber Leser,

dieses Buch gibt meine ganz persönliche Sichtweise der Dinge wieder. Bevor Sie sich daher entschließen, es bis zum Ende durchzulesen, möchte ich, dass Sie erfahren, wie die Erforschung der Delfine und ihrer Heilkräfte zu einer Leidenschaft wurde, die mein ganzes Leben bestimmt. Ich hoffe, dass Sie also zumindest das erste Kapitel lesen. Es wird Ihnen einen Eindruck vermitteln, was Sie erwartet. Außerdem erfahren Sie etwas über die außergewöhnlichen Ereignisse, die mich dahin geführt haben, wo ich heute stehe. Mein Weg erscheint mir manchmal unwahrscheinlicher als jede fiktive Geschichte, die ich mir ausdenken könnte. Und ich spüre, dass ich erst am Anfang eines großen Abenteuers stehe.

Ich bin in London geboren. Ich spreche ohne Cockney-Akzent. Ich habe eine hohe akademische Ausbildung. Daher vermuten viele Leute, ich käme aus einer gut situierten, wahrscheinlich mittelständischen Familie. Doch wie Sie bald erfahren werden, trifft dies nicht zu. Zuhörer meiner Vorträge bescheinigen mir einen trockenen Humor. Er blitzt manchmal auf, wenn ich es am wenigsten erwarte, besonders in unangenehmen Situationen. Ich bin der Meinung, jeder sollte Spaß an dem haben, was er tut. Hat er es nicht, dann sollte er etwas ändern. Darum bezeichne ich das, was andere »Workshops« nennen, lieber als meine »Delfin-Playshops«. Sie verfolgen ein ernstes Ziel, sind aber spontan und zwanglos und bieten Raum für Diskussionen, Erfahrungsaustausch, Wärme, Lebensfreude und – vor allem – für Lachen.

Ich fühle zudem eine Art Berufung oder Mission, die mir jedoch erst vor kurzem bewusst wurde. 1997 hielt ich in der St. James Church in London einen Diavortrag über Delfine. Nachdem ich geendet hatte, sprach mich eine Zuhörerin, Joyce Samuels, an und gab mir ein Blatt Papier. Es handelte sich um die Kopie eines Ausstellungsstückes aus einer Londoner Kunstgalerie. Darauf waren das berührende Foto eines kleinen Mädchens namens Shannon und ein Gedicht (siehe Seite 6) zu sehen.

Ich weigerte mich, es vorzulesen. Stattdessen bat ich Joyce, es selbst vorzutragen.

Ich war zu Tränen gerührt und konnte danach kaum sprechen. Joyces Gedicht war wie ein Wegweiser für mich. Als ich es hörte, war mir sofort klar, in welche Richtung ich zu gehen hatte. Ich musste Kindern die Liebe und Lebensfreude der Delfine zugänglich machen.
Einige Tage darauf kontaktierte mich Sally Galotti, eine italienische Künstlerin, die für Walt Disney in Milano arbeitete. Ihre Berufung schien mir vollkommen klar zu sein: Kindern zu helfen, vor allem aidskranken Kindern in Rumänien. Könnten wir ihr künstlerisches Talent und mein Wissen über Delfintherapie nicht zusammenbringen? Ich wusste, dass dies irgendwie möglich war. Es dauerte jedoch noch eine Zeit lang, bevor mir klar war, wie diese Zusammenarbeit im Einzelnen aussehen sollte.
In diesem Buch möchte ich zeigen, dass Delfine ein Kanal sind, durch den Liebe fließen kann – zu uns hin und auch von uns weg. Ich möchte schildern, wie Delfine vielen Menschen geholfen haben, ihre körperlichen wie psychischen Krankheiten zu heilen und ihren Schwung und ihre Lebensfreude wiederzuerlangen. Über zwanzig Jahre erforschte ich die besondere Beziehung und Kommunikation zwischen Delfinen und Menschen. Dabei fand ich heraus, dass Delfine eine heilende Wirkung haben, und ging diesem Phänomen nach. Außerdem suchte ich nach Möglichkeiten, auf künstlichem Weg denselben Effekt zu erzielen wie beim Schwimmen mit Delfinen in freier Natur, um denjenigen zu helfen, die keine Gelegenheit zu einem Kontakt im offenen Meer haben. »Delfinheilung« erzählt eine Geschichte – nicht nur meine eigene, sondern die Geschichte von zahllosen Menschen, die großzügigerweise ihre Erfahrungen mit mir geteilt haben.
Vielleicht wird Joyces Gedicht, oder sogar dieses Buch, Ihnen einen Weg weisen. Wenn dem so ist, dann hoffe und wünsche ich, dass die Reise auf Ihrem persönlichen »Delfinweg« für Sie ebenso freudig und befriedigend wird wie meine eigene.

Herzlichst
Ihr Horace Dobbs

North Ferriby
Januar 2000

Meine Geschichte

Nach Sozialversicherungsmaßstäben stamme ich aus »Verhältnissen mit extrem limitiertem finanziellem Hintergrund«. Als Kind half ich unerlaubterweise dem Milchmann und trug Zeitungen aus, um Geld zu verdienen. Später übernahm ich Auslieferungsfahrten für einen Metzger. Das meiste Geld gab ich meiner Mutter (mein Vater war auf und davon – tauchte allerdings später wieder auf), um das Familienbudget aufzubessern. Ich kaufte alte Fahrräder, reparierte und lackierte sie und verkaufte sie dann wieder. Außerdem bastelte ich Holzspielzeug in einem Schrank unter dem Treppenaufgang, die ein Junge namens Tony Barlow, mittlerweile Millionär, an Geschäfte in der Umgebung verkaufte. Mit dem Geld verdiente ich mir meine Leidenschaft: das Radfahren. Mein Fahrrad verschaffte mir Freiheit. Im Alter von zehn Jahren wollte ich alleine von Thornton Heath im Londoner Süden nach Brighton radeln – auf einem uralten Fahrrad ohne Ausrüstung. Der Versuch schlug fehl. Doch dafür schaffte ich mit zwölf die 143 Kilometer lange Rundtour von meinem Zuhause nach Palace Pier und zurück in einem Tag. Meine Belohnung bestand aus einem kurzen Bad im Meer, in einer knallroten, von meiner Mutter selbst gestrickten Badehose. Als ich aus dem Wasser kam, erstrahlte meine mittlere Körperpartie durch die Farbe der Wolle in leuchtendem Rot.

Wie dem auch sei, ich war jedenfalls ein sehr rebellisches Kind mit einem aufmüpfigen Verhalten gegenüber Autoritäten. Ich konnte es kaum erwarten, mit sechzehn die John Ruskin Grammar School zu verlassen. Die Schule schien mir damals nur wenig mit dem wirklichen Leben zu tun zu haben. Man verbot mir, mich mit meinem besten Freund Ginger zu treffen. Es hieß, wir hätten einen schlechten Einfluss aufeinander – was auch stimmte. Natürlich trafen wir uns trotzdem, heimlich. Dann flog er von der Schule – ein Schicksal, dem ich nur knapp entging. Ginger war ebenso verrückt nach Luft und Fliegen wie ich nach Meer und Schwimmen. Später flog er als Pilot Jumbojets für eine internationale Fluggesellschaft. Gingers übermütige Flugversuche als Jugendlicher in einem kleinen Flugzeug übertrafen sogar die Abenteuer des legendären Biggles. Wir sind bis heute gut befreundet. Ginger erinnerte mich immer wieder daran, wie wichtig es ist, seinem Traum zu folgen.

Kurz nachdem ich die Schule verlassen hatte, machte ich eine Fahrradtour durch Frankreich. Ich bezahlte die Fähre nach Frankreich von meinem Lohn (3,25 Pfund pro Woche; etwa 4,70 Euro) als Laborassistent bei den Burroughs-Wellcome-Forschungslabors in Beckenham, Kent, den ich durch Nebenverdienste als Hochzeitsfotograf und die Herstellung von Glastieren aufbesserte. In den Labors in Kent machte ich eine faszinierende Entdeckung. Immer schon interessierte mich die Natur und ich wollte wissen, wie die Dinge funktionieren. Damals schien mir die Chemie diesbezüglich alle – oder zumindest die meisten – Antworten zu offenbaren. In der Schule hatte ich gelernt, wie man in hartem Wasser mit Hilfe von Seife Schaum erzeugen kann und wie in der Zuckerrübe Zucker aus Kohlendioxid, Wasser und Sonnenlicht durch Photosynthese entsteht. Nun erfuhr ich, wie man ein Gas namens Äthylen in den Kunststoff Polyäthylen umwandeln kann. Doch was noch viel wichtiger war: Mit Hilfe der Biochemie konnte man die Funktionsweise des menschlichen Körpers erklären. Sie bot sogar einen chemischen Mechanismus, der erklärte, wie Signale und Daten an den Nervenenden übertragen werden.

In dem Labor, in dem ich arbeitete, untersuchten wir den Zusammenhang zwischen pharmakologischen Wirkstoffen und der chemischen Struktur so genannter Ganglienblocker – der Vorgänger der heute weit verbreiteten Betablocker.

Mein Fahrrad war mein einziges Transportmittel. Jeden Morgen radelte ich von meinem Zuhause in Thornton Heath nach Beckenham. Nach der Arbeit fuhr ich ins Polytechnische Institut Battersea im Londoner Süden, um Abendkurse zu besuchen. Mit zwanzig heiratete ich Wendy. Mein Arbeitgeber Burroughs Wellcome gab mir einen Tag in der Woche frei für meine Studien. Als ich dreiundzwanzig war, machte ich – hauptsächlich durch ein Teilzeitstudium – meinen Abschluss als Magister der Naturwissenschaften mit Auszeichnung im Fach Chemie an der Londoner Universität.

Als Nächstes arbeitete ich bei der Aufsichtsbehörde für Atomenergie, Atomic Energy Authority, wo ich die Anwendungsmöglichkeiten einer Vielzahl radioaktiver Isotope erforschte. Ich entwickelte eine Idee für eine Doktorarbeit und fand einen Doktorvater an der Oxford Universität. Dort, im Swimmingpool von Temple Cowley in Oxford, lernte ich Tauchen. Dies eröffnete mir eine völlig neue Welt. Ich schrieb mein erstes Buch, »Camera Underwater« (dt. Unterwasserkamera), das in England über zehn Jahre lang als Standardwerk für Unterwasserfotografie galt.

Ich war schon immer ein begeisterter Schwimmer. Als Schuljunge radelte ich häufig für einen Tag oder auch nur einen Nachmittag nach Brighton, um kurz im Meer zu baden. Als einer der ersten Tiefseetaucher erforschte ich die grenzenlosen Weiten der Ozeane.

In Oxford begann ich mich auch für die Delfine zu interessieren. In meinem Buch »The Great Diving Adventure« (dt. Das große Abenteuer des Tauchens) beschrieb ich, wie es zur Gründung der Oxford Underwater Research Group kam, einer Vereinigung zur Erforschung der Meere. Eines unserer Ziele bestand darin, die Grenzen auszudehnen, innerhalb derer Menschen sich unter Wasser bewegen können. Die Delfine hatten im Laufe ihrer Evolution viele der Probleme, mit denen wir uns auseinander setzten, bereits gelöst. Sie bekommen keinen Tiefenrausch und leiden nicht unter Taucherkrankheit und Unterkühlung. Delfine können mit hoher Geschwindigkeit weite Strecken zurücklegen und sich selbst in völliger Dunkelheit zurechtfinden. Begierig verschlang ich Forschungsberichte, in denen genau analysiert wurde, wie Delfine ihren Sonar einsetzen, um mit Hilfe von Tönen unter Wasser zu »sehen«.

Doch erst zehn Jahre später, im Jahr 1972, nachdem ich meinen Doktorgrad gemacht und die leitende Position eines Forschungslabors in Hull übernommen hatte, machte ich zum ersten Mal die Bekanntschaft eines wilden Delfins. Er hieß Donald und ich begegnete ihm, während ich mit meiner Familie auf der Isle of Man Urlaub machte.

Normalerweise leben Delfine zusammen in Gruppen mit hoch komplexen sozialen Strukturen, so genannten Pods oder Schulen. Selbst im hohen Alter verbringen sie viel Zeit mit gemeinsamen Spielen. Wenn sie Lust haben, lassen sie uns Menschen daran teilhaben. Boote erregen häufig ihre Aufmerksamkeit, und sie erfinden ein neues Spiel: Sie reiten auf den Bugwellen, sehr zur Begeisterung der Bootsinsassen. Auch wenn es unser Ego vielleicht verletzt, müssen wir uns im Klaren sein, dass wir Menschen für die Delfine meist nur von vorübergehendem Interesse sind. In ihrem Gruppenverbund haben sie ganz eindeutig ihren eigenen Tagesablauf. Wer längere Zeit mit Delfinen verbracht hat, weiß dies. Darum fühlen wir uns privilegiert, wenn Delfine uns begleiten. Selbst wenn wir die Delfine nur vom Strand aus beim Spielen beobachten, ist dies ein denkwürdiges Erlebnis. Häufig kommen Menschen zu mir und erzählen mir von ihrem persönlichen »magischen Moment«. Manchmal haben sie das Jahr oder sogar den Ort vergessen, doch die Erinnerung an das Bild der Delfine ist immer noch lebendig, auch wenn andere Bilder längst verblasst sind.

Delfine wie Donald nennt man heute Botschafter-Delfine. Diese Delfine verzichten auf die Gesellschaft ihrer Artgenossen, um die Nähe der Menschen zu suchen. Durch sein Leben als Botschafter-Delfin war Donald etwas ganz Besonderes.

Als ich ihn das erste Mal traf, war ich fasziniert von seinem Blick. Ich spürte sofort, dass etwas in seinem Kopf vorging, von dem ich keine Ahnung hatte. Ich wusste, dass er in etwa dasselbe Gehirnvolumen besaß wie ich. Nach der Evolutionstheorie haben Delfine ihre großen Gehirne zudem schon dreißig Millionen Jahre länger als der Mensch. Zwar ist das Delfingehirn etwas anders geformt, doch die Großhirnrinde mit ihren vielen Windungen, die wir mit hoch komplexen geistigen Prozessen – wie zum Beispiel unsere Begeisterung für Musik – in Zusammenhang bringen, ist bei Delfinen höher entwickelt als bei uns Menschen. Niemand besitzt dreißig Millionen Jahre lang ein Gehirn dieser Größe und nutzt es nicht, dachte ich. Es hätte sich während diesem Zeitraum sonst längst zurückentwickelt und wäre verkümmert. Wie also nutzte Donald sein großes Gehirn?

Als ob er mir einen Hinweis geben wollte, tat Donald eines Tages im Jahr 1974 etwas vollkommen Unerwartetes. Er nahm meinen dreizehnjährigen Sohn Ashley auf den Rücken und trug ihn eine Runde durch den Hafen von Port St. Mary.

Da stand ich, ein Medizinforscher mit über dreißig wissenschaftlichen Veröffentlichungen, und wurde Zeuge eines Geschehens, das sich schon vor zweitausend Jahren hätte ereignen können. Ein Junge auf einem Delfin. Ein eindeutigeres Zeichen »von oben« kann es kaum geben.

Ich sehnte mich danach, mehr Zeit für die Erforschung der Intelligenz der Delfine zu haben. Doch ich hatte einen gut bezahlten Job in der Pharmaindustrie, mit allen Verpflichtungen, die dazugehören. Und in der Welt herumzureisen und die Psyche der Delfine zu untersuchen gehörte nun einmal nicht dazu.

Eines denkwürdigen Tages einige Wochen später wurde ich zum medizinischen Leiter des Labors gerufen, der mir mitteilte, dass ich entlassen werden sollte. Unabhängig von der Arbeitsstelle ist diese Nachricht zunächst immer ein Schock. Glücklicherweise hatte ich jedoch im Laufe der Jahre eines gelernt: Wenn sich eine Tür schließt, öffnen sich drei andere. Daher betrachtete ich Rückschläge, vor allem große und einschneidende Veränderungen, als versteckte Gelegenheiten. Nun war es also an der Zeit, diese Lebensphilosophie zu testen. Ich gab die Sicherheit eines

Vollzeitjobs auf, meine Frau bot an, wieder zu arbeiten, und ich machte mich auf die Suche nach dem Besonderen an den Delfinen. So begann ein Abenteuer, das ich bis jetzt keine Sekunde lang bereut habe.

1978 gründete ich International Dolphin Watch (IDW, dt. Internationale Delfin-Beobachtung). Die gemeinnützige Organisation, die sich dem Schutz und der Erforschung der Delfine – vor allem ihrer Beziehung zum Menschen – widmet, wächst und gedeiht seither ständig.

Geoff Bold, ein Mechaniker bei der Penlee Lifeboat Station in Cornwall, zählte zu denjenigen, die Donald besonders berührte. Geoff war am Rande eines Nervenzusammenbruchs, und der Delfin hob im wahrsten Sinne des Wortes seine Stimmung. Seine Geschichte ist ausführlich in meinem Buch »Follow a Wild Dolphin« beschrieben. Außerdem drehte ich einen Film über Donald, »Ride a Wild Dolphin«, für Yorkshire Television unter der Regie von Barry Cockcroft (siehe Seite 171).

Am Ende des Films kommentierte ich, dass Delfine eine besondere Aura oder Ausstrahlung besitzen, die die Leute fröhlich macht. Damals hatte ich keine Erklärung dafür, doch ich war überzeugt, dass Delfine unseren Gemütszustand verändern können. Gerade als ich anfing, ein Konzept für eine wissenschaftliche Studie zu formulieren, um diese Vermutung näher zu untersuchen, verschwand Donald spurlos. Zu dieser Zeit gab es kaum Aufzeichnungen über einzelne Delfine, die mit Menschen im offenen Meer Kontakt aufnahmen. Für die Zeit wischen 109 v. Chr. und 1955 fand ich keinerlei Berichte. Rein statistisch gesehen erschien daher die Chance, in meinem Leben mehr als einem dieser außergewöhnlichen Delfine zu begegnen, mikroskopisch klein.

Trotzdem machte ich mich auf den Weg, einen anderen freundlichen Delfin zu finden und die Unterwasserwelt zu erforschen. Dabei durchlebte ich auch einige sehr aufregende Momente, zum Beispiel als wir auf einer arabischen Dhau (Segelschiff) im Persischen Golf von Banditen angegriffen wurden oder auf den Philippinen Schiffbruch erlitten.

Meine Suche führte mich um die ganze Welt. 1980 hatte ich einige kurze Begegnungen mit einem Delfin namens Dobbie im Roten Meer und hielt diese Erfahrungen in dem Buch »Save the Dolphins« fest. Leider wurde Dobbie kurz darauf erschossen. 1982 bekam ich Kontakt zu einem Delfin in Cornwall, der Percy genannt wurde. Percys Beziehung zu einer Frau namens Tricia Kirkman berührten mich tief.

Tricia, die kurz darauf Großmutter wurde, hatte eine lange Leidensgeschichte emotionaler Probleme hinter sich. Sie konnte nicht schwimmen und war noch nie in einem Schwimmbad gewesen. Trotzdem fand sie den Mut, in einem Tauchanzug knapp einen Kilometer vor der englischen Küste ins Meer zu springen und mit einem Delfin zu schwimmen. Kurz zuvor hatte sie ihr erstes Erlebnis mit ihm, als der über zweihundert Kilogramm schwere Delfin über meinem Kopf hin und her sprang, während ich im Wasser paddelte.

Ich war von diesem akrobatischen Schauspiel völlig hingerissen. Nicht verwunderlich jedoch, dass es Tricias Zutrauen nicht unbedingt verstärkte. Als sie langsam ins Wasser glitt, war sie vollkommen verängstigt. Der nächste Augenblick zählt zu den einzigartigen Momenten delfinischer Magie, die man nie wieder vergisst.

Tricia bewegte sich aufgeregt im Meer, über Wasser gehalten durch ihren Tauchanzug. Percy schwebte ruhig unter ihr und erlaubte Tricia, ihre Hände auf seinen Rücken zu legen. Dann zog er sie, sehr sanft und langsam, in einem Kreis um das Boot herum. Als wir sie an Bord zurückzogen, saß Tricia auf dem Gummirand des aufblasbaren Bootes und ihre Beine hingen ins Wasser. Der Delfin hob seinen Kopf aus dem Wasser und legte ihn für einen kurzen Moment in Tricias Schoß. Sie beugte sich hinunter und küsste den glänzenden gewölbten Kopf, worauf der Delfin sich wieder abwandte und ruhig davonschwamm.

Es war zu sehen, dass diese Erfahrung Tricia sehr tief bewegte. Als ich sie später nach ihren Gefühlen befragte, strömten Tränen über ihr Gesicht. Sie sagte, sie hätte dem Delfin nichts zu geben gehabt, doch sie fühlte die Liebe, die Percy ihr gegeben hatte. Bedingungslose Liebe. Später entdeckte ich, dass Tricia äußerst sensibel ist. Sie hatte viele Gefühlsverwirrungen hinter sich und war sogar vergewaltigt worden. Das erste Mal in ihrem Leben hatte sie Liebe erfahren, ohne dass eine Gegenleistung erwartet wurde.

Als der Film über Percy im Fernsehen gezeigt wurde, überschüttete man den Sender BBC mit Post. Viele der Zuschriften stammten von Zuschauern, die unter Depressionen litten. Sie berichteten, der Film »Eye of a Dolphin« hätte ihnen geholfen und ihnen Mut gemacht.

Im Jahr darauf reisten Tricia und ich nach Wales, um für den Sender HTV einen Film über den allein lebenden jungen Delfin Simo vor der Küste von Solva in Pembrokeshire zu drehen. Während unseres dortigen Aufenthaltes wurde ich von einer Frau angesprochen, deren Vater an chronischer Depression litt. Sie fragte mich, ob ich ihren Vater nicht zu dem Delfin mitnehmen könnte. Ihr Vater Bill Bowell hatte einen Herzinfarkt erlitten und war in die Depression gefallen, nachdem man ihn fälschlicherweise beschuldigt hatte, er hätte in seiner Funktion als Restaurantmanager Geld unterschlagen. Also nahmen wir Bill mit hinaus zu Simo (weitere Einzelheiten finden sich auch in meinem Buch »Dance to a Dolphin's Song«).

Als Bill ins Wasser stieg, geschah etwas Unglaubliches mit ihm. Seine Traurigkeit verschwand. Tricias Kommentar, Bill wäre »aufgeblüht wie eine Sonnenblume«, säte den Samen für ein neues Forschungsprojekt von International Dolphin Watch: die »Operation Sunflower« (dt. Operation Sonnenblume). Dieses Projekt sollte untersuchen, ob Delfine Menschen mit klinischen Depressionen helfen können.

Nach dem Erlebnis mit Bill war ich überzeugt, dass Delfine der Menschheit einiges zu geben hatten. Allerdings konnte ich noch nicht sagen, was es genau war. Trotzdem wusste ich tief in mir, dass ich, wie zufällig, auf eine geheimnisvolle, aber machtvolle Kraft gestoßen war, die das Leben der Menschen, vor allem mit chronischen Depressionen, verändern könnte.

Traumzeit der Delfine

1986 spielte ein einzelner freundlicher Delfin, Fungie, mit allen, die ihn im Meer vor dem Fischerhafen Dingle in der irischen Grafschaft Kerry besuchten. Ich hatte beschlossen, die »Operation Sonnenblume« dort zu starten, um meine Theorie, dass Delfine klinisch depressiven Menschen helfen können, zu überprüfen. Bill Bowell zählte auch zu den an der Studie beteiligten Personen. Die anderen Teilnehmer waren Jemima Biggs, die unter Anorexie litt, und der paranoide Neal Jackson.

Der Fernsehfilm, der meine Experimente für den Sender TVS dokumentierte, hieß »The Dolphin's Touch« (siehe Seite 171). Er zeigte Fungies Reaktion, als die drei depressiven Menschen mit ihm schwammen. Und was noch wichtiger ist: Er zeigt, wie sie auf den Delfin reagierten. Ich weiß natürlich, dass meine Studie in Dingle die Kriterien eines ordnungsgemäßen klinischen Versuchs nicht erfüllt. (Nachdem ich 1968 meinen Doktorgrad erhalten hatte und als Mitglied der Royal Society of Medicine, der königlichen Gesellschaft für Medizin, gewählt wurde – eine seltene Ehre für Nichtmediziner –, war ich häufig an klinischen Versuchen beteiligt und hatte daher genauen Einblick in die erforderlichen wissenschaftlichen Daten, die im Vorfeld gesammelt werden müssen, bevor überhaupt erst der Anspruch auf irgendeine Wirkung erhoben werden kann.) Dennoch war ich völlig davon überzeugt, dass ich auf der richtigen Spur war.

Zehn Jahre später kann ich rückblickend erkennen, dass jeder Teilnehmer an dem ersten Experiment der »Operation Sonnenblume« wesentlich zu meinem Verständnis beitrug, wie Delfine psychisch kranken Menschen helfen können.

Zunächst war da Neal Jackson, ein junger Mann Anfang zwanzig, der seit seiner Kindheit unter Verfolgungswahn litt. Als ich ihn mit Fungie bekannt machte, erklärte ich Neal, dass der Delfin ihm nichts tun würde. Doch Neal traute weder mir noch irgendjemand anderem. In seiner Vorstellung verschworen sich alle und alles gegen ihn. Als Fungie aus dem trüben Blaugrau des Wassers auftauchte, hielt Neal den Delfin daher für einen Hai. Er geriet so sehr in Panik, dass er die Plastikzapfen am Mundstück seines Schnorchels abbiss und sie verschluckte. Selbst als ich versuchte, ihn zu beruhigen, war Neal immer noch sehr misstrauisch und nervös. Doch er hatte den ersten Schritt zur Überwindung seiner Paranoia getan. Als wir im darauffolgenden Jahr zurückkehrten, war Neals Selbstvertrauen beträchtlich gewachsen, und er hatte seine Angst vor Fungie vollkommen verloren. Er sprang ins Meer und schwamm in Schlangenlinien spielerisch wie ein Seehund um den Delfin herum.

Heute weiß ich, dass Delfine uns Menschen, und zwar nicht nur klinisch Paranoiden, unter anderem dazu verhelfen, unsere Ängste zu überwinden. Egal, ob wir es uns offen eingestehen oder nicht: Wir alle haben irgendwelche Ängste.

Als wir Jemima Biggs das erste Mal mit nach Irland nahmen, war ihr Körper extrem unterernährt. Sie war eine junge Frau, ebenfalls Anfang zwanzig, und durch den Tod ihrer Großmutter hatte sich ihre Anorexie verschlimmert. Die Natur schonte Jemimas Kräfte, indem sie keine Monatsblutungen mehr bekam. Es fiel ihr zudem schwer, enge persönliche Beziehungen einzugehen. Doch zwei Jahre, nachdem sie mit Fungie geschwommen war, heiratete Jemima und bekam später zwei gesunde Kinder.

Wie war dies möglich?

Wir alle kennen Tage, an denen wir niedergeschlagen sind und uns nicht wohl fühlen. Dies ist völlig normal. Fungie zeigte Jemima, dass es im Leben sowohl Höhen wie auch Tiefen gibt. Auch wir sollten uns immer daran erinnern, wenn unser persönlicher Himmel sich verdunkelt.

Der dritte Teilnehmer war der chronisch depressive Bill Bowell. Zwölf Jahre lang lebte er in einem Zustand, den er selbst als »schwarzes Loch der Depression« bezeichnete und aus dem es kein Entrinnen für ihn gab. Als Bill zuerst mit dem Delfin Simo, später mit Fungie schwamm, sah er Licht am Horizont. Seitdem hält er Vorträge über die berührende Geschichte, wie er mit Hilfe seiner Frau Edna, die er heute seinen Land-Delfin nennt, aus dem schwarzen Loch stieg, um in ein normales Leben zurückzukehren. Er benötigt keine Medikamente oder irgendeine andere Behandlung mehr. Im Gegenteil: Heute »behandelt« er andere, indem er ihnen durch sein Beispiel Mut macht. Wenn er mit Betroffenen spricht, erreicht er oft mehr als Ärzte, da er weiß, was sie durchmachen. In seinem ärztlichen Befund ist von einer Spontanremission die Rede. Dem kann ich nicht ganz zustimmen. Zumindest würde ich einen Zusatz anfügen: »mit Hilfe eines Delfins«.

Im Laufe der Zeit lernte ich von Bill und ähnlichen Fällen, dass wir alle die Fähigkeit besitzen, uns selbst zu heilen. Doch wir brauchen Hilfe.

Diese Hilfe kann eine Begegnung mit einem Delfin auf der körperlichen Ebene sein – wie bei den drei freiwilligen Teilnehmern meiner Studie. Die Delfinbegegnung kann allerdings auch nur in unserer Vorstellung stattfinden. Dass diese Möglichkeit manchmal ebenso wirkungsvoll ist, stellte ich später fest, als ich eine innere Reise in die Traumzeit der Delfine unternahm.

Der Erfolg meiner Studie in Dingle beinhaltete ein großes Problem. In der westlichen Welt benötigt schätzungsweise eine von zehn Personen einmal im Leben psychiatrische Hilfe. Allein in England gibt es also fünf Millionen Menschen, die möglicherweise mit einem Delfin schwimmen wollen. Nicht einmal einen Bruchteil könnte man mit aufs Meer hinausnehmen, um dort mit Delfinen zu schwimmen.

Ich benötigte also eine »Delfin-Pille«. Doch wie sollte eine derartige, nicht chemische Pille aussehen, wenn es keine pharmakologischen Wechselwirkungen gab?

Die australischen Aborigines lieferten mir eine Antwort bei meiner Suche nach einer Delfin-Pille: die Traumzeit der Delfine. Ich entdeckte, dass Delfin-Musikaufnahmen den Hörer in einen ähnlichen geistigen Zustand versetzten wie bei einer Delfinbegegnung.

Zuerst hatte ich große Schwierigkeiten, die Vorstellung der Traumzeit völlig zu verstehen. Sehr viele Aspekte der Kultur der australischen Ureinwohner waren meiner westlichen leistungsorientierten Denkweise vollkommen fremd. Tiere, Pflanzen und Mineralien wurden nicht in verschiedene Kategorien eingeteilt. Die Aborigines kannten kein Konkurrenzverhalten. Sie hatten keine besitzorientierte Struktur. Ihr Kontinent war durchkreuzt von so genannten Traumpfaden. Niemand besaß das Land, man konnte nur Wächter des Liedes sein, das einem bestimmten Landstück seine Existenz verlieh und seine Grenzen »markierte«. Selbst die Zeitauffassung der Aborigines war völlig anders. In der Traumzeit waren Vergangenheit, Gegenwart und Zukunft in einem Moment zusammengefasst. Für die Aborigines besaß jedes Lebewesen eine Seele, die manchmal wichtiger als seine körperliche Erscheinung war.

Ich war fasziniert, als ich von der Kassette »Dolphin Dreamtime« (dt. Traumzeit der Delfine) hörte, auf der der Hörer durch eine Höhle mit wunderschönen Kristallen ins Meer geleitet wird, um mit den Delfinen zu schwimmen. Der Text der geführten Meditation stammt von der Heilerin Taranath Andre und ist unterlegt mit Musik von Glenda Lum, deren Totem ein Delfin ist. Statt eines echten Didgeridoos verwendet Glenda

Synthesizersounds, die unseren westlichen Ohren vertrauter sind, und originale Wal- und Delfinlaute.
Als ich die Aufnahme das erste Mal anhörte, während ich im Dunkeln in einem Pool lag, hatte ich eine außergewöhnliche außerkörperliche Erfahrung. Ich fühlte, wie das Wasser meinen Körper umspülte, während ich in die Tiefen des Meeres schoss. Ich war ein Delfin. Ich verstand plötzlich, wie es ist, ein Delfin zu sein. Das starke Gefühl, das mich zu diesem Tauchgang veranlasst hatte, verschwand blitzartig. Als ich später Teilnehmer meiner Playshops am College of Psychic Studies in London bat, die Kassette anzuhören, berichteten sie ebenfalls von außerkörperlichen Erfahrungen. Am auffallendsten war, dass ihre Erfahrungen sich alle voneinander unterschieden. Ich schloss daraus, dass die Kassette »Dolphin Dreamtime« offensichtlich die Essenz einer tatsächlichen Delfinbegegnung einfing, und wollte daher ihre Wirkung bei einem breiteren Publikum austesten.
Die Kassette »Dolphin Dreamtime« war über International Dolphin Watch für alle Mitglieder erhältlich. Jeder Bestellung lag ein vertraulicher Fragebogen bei, der an mich zurückgeschickt wurde. Die Auswertung der ersten Antworten in der Abteilung für angewandte Psychologie am Institut für Medizinforschung in Cambridge im Jahr 1990 ermutigte mich, den Test auszuweiten. Eine zwölfseitige statistische Analyse, durchgeführt von Richard Pearl vom Psychologischen Institut der Swansea-Universität anhand von 173 Zuschriften, die bis 1994 gesammelt worden waren, kam zu dem Ergebnis, dass über 70 Prozent der Hörer ihre Erfahrungen mit »Dolphin Dreamtime« positiv beurteilten.
Auch Journalisten wie Pat Pryor (BBC Radio 4) und Anne Page (The Guardian) begutachteten »Dolphin Dreamtime«. Sie bestätigten die Wirksamkeit bei der Behandlung von Krankheiten im Zusammenhang mit Stress. Ich hatte also meine »Delfin-Pille« gefunden: eine Audio-Pille in Form einer Kassette.
1997 schickte mir eine Sozialpädagogin, die mit Kindern mit Lernschwierigkeiten arbeitete, einen begeisterten Bericht über die positive Wirkung von »Dolphin Dreamtime« auf sie selbst, ihre Kollegen und die ihr anvertrauten Kinder. Sie schloss ihren Brief mit den Worten: »Ich bin der lebende Beweis, dass Delfine helfen, verletzte Seelen zu heilen.«
»Dolphin Dreamtime«, als Kassette und CD bei International Dolphin Watch erhältlich, wird heute weit verbreitet als wirkungsvolles Instrument in psychiatrischen Einrichtungen eingesetzt. Neben der Heilwirkung auf

klinisch depressive Menschen finden sich ständig weitere Anwendungsgebiete, vom postoperativen Trauma und der Entspannung vor unangenehmen Erstuntersuchungen bis hin zur Aggressionsminderung in Gefängnissen. Ein Arzt nutzte die Kassette, um sich von seiner eigenen Krankheit, myalgische Encephalomyelitis (ME), zu heilen. Bisher sind keine Gegenanzeigen bekannt.

Immer noch erhalte ich Rückmeldungen zu »Dolphin Dreamtime«, oft von ganz unerwarteter Seite. 1999 bekam ich einen Brief in wunderschöner Handschrift aus Australien. Er war von einem ehemaligen Forschungsmitglied des Smithsonian-Instituts in Washington, und die Verfasserin bedankte sich für die Kassette, die ich ihr 1992 gesandt hatte. Sie erzählte, wie sie nach dem Tod ihres Hundes »wieder in schwere Depressionen fiel und die Tonaufnahme wie ein Lichtstrahl in die Tiefen meiner Trauer leuchtete«.

1999 erreichten mich zudem einige Berichte, die auf Langzeitstudien basierten, über die zum Teil erstaunliche Wirkung von »Dolphin Dreamtime« bei Schwangerschaft und Geburt. Dies veranlasste mich dazu, im Jahr 2000 ein wissenschaftliches Forschungsprogramm zu starten, das Beweismaterial für die bereits vorliegenden anekdotischen Berichte über den positiven Einfluss von realen und simulierten Delfinbegegnungen auf die Geburt – vom Zeitpunkt vor der Empfängnis bis nach der Entbindung – liefern sollte.

Jeanette Pickering, Mutter von vier Kindern, die selbst sehr gute Erfahrungen mit »Dolphin Dreamtime« gemacht hatte, erklärte sich bereit, in Schwangerschaftsberatungsstellen eine Studie über die Wirksamkeit dieser Meditation durchzuführen. Delfine sind für Jeanette Symbole von Spiritualität. Die Hebamme Roma Todt sagte ebenfalls ihre Teilnahme zu. Mit ihrem Ehemann Volker begleitet sie Schwangere auf ihrem Boot vor den Kanarischen Inseln aufs offene Meer hinaus, um mit Delfinen zu schwimmen.

Arion und der Delfin

Nachdem ich meine Entdeckungsreise zu den Delfinen erst einmal begonnen hatte, schien es unmöglich, wieder Vollzeit zu arbeiten. Der Wert der Freiheit war eine der ersten Lektionen, die ich lernte. So wie mein Fahrrad mich aus der Zwangsjacke einer Kindheit in den ärmlichen Verhältnissen eines seelenlosen Londoner Vorortes befreite und meine Tauchausrüstung mir ermöglichte, nicht wie ein Korken an der Wasseroberfläche gefangen zu sein, befreiten mich die Delfine von den Zwängen politischer und wissenschaftlicher Korrektheit – beides Voraussetzungen für eine Anstellung bei großen Unternehmen. Erst später erkannte ich den wahren Wert meiner völligen Freiheit und Unabhängigkeit, die es mir ermöglichten, neue wissenschaftliche Ideen zu erforschen und, was noch wichtiger war, offen meine Ansichten, zum Beispiel zu Themen wie dem Walfang, zu äußern. Von meinen früheren Arbeitgebern war mir dies offiziell verboten worden aufgrund der Auswirkungen, die solche Äußerungen unter Umständen auf die Verkäufe nach Japan haben könnten.
Seit meinen frühesten Erinnerungen bis zum heutigen Tag war mein Leben ein beständiger und oft überraschender Lernprozess. Zum Beispiel als ich – ganz zufällig – auf die Tatsache stieß, dass Delfine depressiven Menschen helfen können. Auch die Entdeckung, dass die Heilkraft der Delfine durch die Meditation »Dolphin Dreamtime« eingefangen werden konnte, war eine derartige lehrreiche »Enthüllung«. Was mich heute an der Erforschung der Delfinheilung fasziniert, ist, dass ich nicht weiß, zu welchen Erkenntnissen uns dieser Weg zum Beispiel in hundert Jahren führen wird.
Ich wage es, so weit vorauszudenken, da Aspirin im Jahr 1999 seinen hundertsten Geburtstag gefeiert hat. Der Ursprung dieser universellen Arznei ist genauso real wie schemenhafte Nebelgestalten.
Dem Weidenbaum schrieb man schon lange magische Eigenschaften zu. Bereits 400 v. Chr. empfahl Hippokrates, der Vater der Medizin, Weidenrindeninfusionen gegen Wehenschmerzen. Sintis brühten ein Getränk aus Weidenrinde gegen Rheumatismus, Erkältungskrankheiten und Kopfschmerzen. Erst später kamen Chemiker, zu denen auch ich früher gehörte, und fanden heraus, dass Salicylsäure der Hauptwirkstoff der Weidenrinde ist. Sie wirkt in ihrer reinen Form sehr schmerzlindernd, weist

allerdings unangenehme Nebenwirkungen auf, die man in einem Derivat, der so genannten Acetylsalicylsäure, allgemein unter dem Namen Aspirin bekannt, beträchtlich reduzieren konnte.

Und so kam es, dass Bayer im März 1899 das Produkt Aspirin® auf den Markt brachte. Es wurde zum meistgenutzten Medikament der Welt. Jährlich werden schätzungsweise sechzig Milliarden Pillen eingenommen. Elftausend Tonnen pro Jahr werden allein in den USA und England konsumiert. Der Verbrauch steigt sogar weiterhin, da sich die positive Wirkung als Schutz gegen Herzinfarkt herumspricht.

Die Suche nach neuen Medikamenten führt viele Forscher zunächst zur Volksheilkunde. Im Fall der Delfine stößt man auf eine Fülle alter Überlieferungen. Delfine hatten schon immer einen besonderen Platz im Herzen der Menschen. Um sie ranken sich zahlreiche Mythologien. So wurde im antiken Griechenland das Töten eines Delfins mit dem Tode bestraft. Es gibt zahllose Geschichten über Delfine, die Menschen retten. Unsere Vorfahren hatten ganz eindeutig einen tiefen Respekt gegenüber den Meeressäugern. Wussten sie, wenn auch nur unbewusst, um die Heilkräfte der Delfine?

Diese Frage beschäftigte mich, als ich 1992 von Rebecca Meitlis von der Englischen Staatsoper (ENO) angesprochen wurde. Sie wollte wissen, ob ich Interesse an einer Zusammenarbeit im Rahmen eines Opernprojektes hätte. Es basierte auf der Legende von Arion, der von einem Delfin gerettet wurde. Ich kannte die Geschichte gut – und konnte ihrem Angebot nicht widerstehen.

Rebecca sprach mir sogleich aus der Seele, als sie feststellte, sie könne eigentlich keine Oper über Arion machen, wenn alle Beteiligten nicht einmal annähernd Erfahrungen mit Delfinen im offenen Meer besaßen. Ich bot ihr sofort Unterstützung an: Das gesamte Team sollte mit mir für einige Monate in ein entferntes tropisches Paradies reisen. Zum Beispiel nach Hawaii, wo wir unsere Tage in Begleitung zahlreicher Delfinschulen verbringen könnten. Rebecca wies darauf hin, dass das Budget dazu leider nicht ausreichte. Genau betrachtet war es überhaupt sehr knapp bemessen.

Als ich ihr erzählte, wie ein Delfin vor der irischen Küste das Leben von Bill, Jemima und Neal verändert hatte, war sie sofort davon überzeugt, dass Fungie ebenso ein Team talentierter Künstler bezaubern und sie zu einer neuen Oper inspirieren könnte. Kurz darauf versammelte sich unsere kleine Gruppe in Dingle.

Als wir das Fischerboot voller Touristen bestiegen, fragte ich mich, ob der Delfin wohl überhaupt auftauchen würde. Und wenn ja, würde Fungie mich wiedererkennen, nachdem wir uns fast ein Jahr lang nicht gesehen hatten? Wie würde er mich empfangen, wenn ich zu ihm ins Wasser stieg? Fragen schossen durch meinen Kopf, als wir aus dem Hafen von Dingle fuhren.

Genau in dem Moment, als wir die Hafenmauer hinter uns ließen, erschien neben dem Boot ein Kopf an der Wasseroberfläche. Die Sonne blitzte einen Moment lang auf der silbrig glänzenden Wölbung des Delfinkopfes. Wir hörten ein lautes »phtt«. Dann tauchte der Delfin unter. Im nächsten Augenblick schien die Wasseroberfläche zu explodieren. Wie eine Rakete schoss Fungie in die Luft. Er stieg höher und höher. Seine Flugbahn formte einen vollendeten Bogen. Eine Millisekunde lang, die sich jedoch für immer in mein Gedächtnis grub, hing der Delfin in der Luft. Wie eine Zinnfigur zeichnete er sich gegen den Himmel ab, sein stromlinienförmiger Körper krümmte sich über unseren Köpfen. Dann fiel er nach unten und klatschte mit einem beeindruckenden Platschen ins Meer.

Weniger als einen Herzschlag lang verharrte die Gruppe an Bord in absoluter Stille. Dann brach ein Stimmengewirr los. Einige schüttelten das Wasser ab, das beim Sprung des Delfins ihre Kleider durchnässt hatte. Anderen lief Wasser übers Gesicht und sie schrien vor Freude und Überraschung. Wie Fußballfans beim entscheidenden Tor in den letzten Spielsekunden brüllten sie ihre begeisterte Zustimmung hinaus. Kinder hüpften aufgeregt herum und quietschten vor Vergnügen.

Alle waren gekommen, um einen wilden Delfin im offenen Meer zu sehen. Man hatte sie darüber informiert, dass er in vollkommener Freiheit lebte und die Chance bestand, dass sie ihn überhaupt nicht zu Gesicht bekämen. Nun war Fungie aus den Tiefen des blauen Wassers erschienen, um sie zu sehen. Und sein Sprung, mit dem er sein akrobatisches Können zur Schau stellte, überstieg selbst ihre größten Erwartungen. Auch wenn sie Fungie nie wieder begegnen würden, hätte sich ihre Reise nach Dingle gelohnt.

Fungie hatte wieder einmal alles überboten. Die Gruppe der Staatsoper war begeistert. Nun konnten wir eine wundervolle neue Oper schaffen. Die alte Sage von Arion und dem Delfin würde neu erzählt werden. Ich hoffte, dass ich dadurch dem alten Geheimnis der Heilkraft der Delfine einen Schritt näher kommen würde.

Mein erster Besuch in Dingle war im Jahre 1985, kurz nachdem der Delfin begonnen hatte, engen Kontakt zu Menschen zu suchen, und ein Jahr bevor ich Bill, Jemima und Neal zu ihm brachte. Als immer mehr Leute mit diesem Einzelgänger schwammen, verstärkte sich seine Beziehung zum Menschen. Zuerst wurde er von englischen Besuchern Dorad getauft, der gälische Name für Delfin. Diese Namensgebung der linken Gehirnhälfte war den Irländern viel zu gekünstelt und logisch. Sie entschieden sich schließlich für Funghie, woraus später Fungie wurde, da dies leichter zu buchstabieren war. Ich fragte einige ortsansässige Fischer, warum man den Delfin Fungie genannt hatte, was in meinen Ohren eher nach einem Pilz klang und kaum zu einem liebenswerten Delfin passte. Es stellte sich heraus, dass niemand den Grund kannte. Es hatte sich einfach so eingebürgert.

Doch die Iren sind gute Geschichtenerzähler, vor allem in den zahlreichen Pubs in Dingle. Während meines Aufenthaltes mit der ENO-Truppe hörte ich eine sehr schöne Geschichte.

»Wie kommt es, dass ein Delfin Fungie heißt?«, fragte ich einen Fischer, der mit mir an der Bar saß.

»Jo, das war sicher so, wissen Sie«, antwortete er mit dem herrlichen Akzent der Südiren. »Es kommen viele fremde Boote in unseren wunderschönen Hafen. Einmal war da ein Schiff aus Italien. Ihr Typ, Sie wissen schon, der Delfin«, fügte er erklärend hinzu, als er sah, dass ich kein Einheimischer war, »schwamm hinaus und begleitete das Boot in den Hafen. Aber denken Sie nicht, er tut dies für alle einlaufenden Schiffe!« Er machte eine dramatische Pause. »Nun, einer aus der Crew entdeckt den Delfin und ist ganz aufgeregt. Und gerade in diesem Moment fahren sie an der Landspitze vorbei. Einer der italienischen Fischer schaut auf und sieht viele Pilze oben auf den Klippen wachsen. ›Fungie‹, schreit er. Das italienische Wort für Pilze, wissen Sie. Als die restliche Crew ihn ›Fungie‹ schreien hört, denken sie, der Delfin heißt so. Und am Abend im Pub erzählen sie jedem von Fungie. Die Leute im Pub wollten natürlich nicht unhöflich sein und den Italienern sagen: Hey, ihr habt den Namen falsch verstanden, verstehen Sie? Vor allem da die Italiener so begeistert von ihrer Begegnung mit dem Delfin waren, dass sie allen Drinks ausgaben.«

Ich nickte zustimmend.
Der Fischer leerte sein Glas und stellte es bedächtig und mit Nachdruck auf die Theke. Er wischte sich mit dem Handrücken den Schaum von den Lippen und fixierte mich wieder mit seinem Blick wie der alte Matrose (der Autor bezieht sich auf den alten Matrosen, The Ancient Mariner, aus der gleichnamigen Ballade von Samuel Taylor Coleridge, Anm. d. Übers.). In seinen Augen lag die ernsthafte Aufrichtigkeit eines Mannes, der dir einen heißen Tipp für das nächste Rennen beim Pferdederby geben will.
»Sehen Sie, so kam der Delfin also zu dem Namen Fungie.«
Dem konnte ich nicht widersprechen. Er machte eine Pause und schob sein leeres Glas, an dessen Rand noch der Schaum klebte, einige Zentimeter über die Theke – eine subtile Geste, die nicht zu übersehen war.
»Ich sag' Ihnen was«, fuhr mein neuer Freund fort, »eines Tages wird unser Delfin hier genauso berühmt sein wie der Delfin in eurer Oper.«
Ich fragte ihn, was er trinken wollte.
»Ein Glas Guinness wär' nicht schlecht«, erwiderte er.
Fungies Ruhm verbreitete sich überall. Ein guter Freund von mir, der Dichter, Stückschreiber und Schauspieler Heathcote Williams, unterstützte diese Entwicklung. Heathcote war ein sehr gefühlvoller und sensibler Mensch. Er kannte dunkle Tage aus eigener Erfahrung und konnte die Probleme der drei depressiven Teilnehmer gut nachempfinden, als wir 1986 zusammen den Film »The Dolphin's Touch« drehten. Heathcote blieb in Dingle, fotografierte und schrieb. Während dieser Zeit entstand sein kunstvoll illustriertes Gedicht »Falling for a Dolphin« – »Einem Delfin verfallen«.

Würdest du dich in einer Welt ohne Kästen, Wände, Türen, Straßen wiegen,
Nichts trennend zwischen dir und dem Himmel liegen,
Würdest du durch den dreidimensionalen Raum reisen, wohin auch immer deine Träume dich weisen,
Dann wärst du anders.
Und nicht lange hin,
im Kraftfeld des Delfins,
überwältigt von der Weisheit seines Blicks,
verbunden mit einer anderen, seltenen Ebene des Glücks,
wirst auch du verändert und berührt.

Auch Cheryl Hutchins hörte die Geschichten über einen freundlichen Delfin in Dingle. Sie war in Folge ihrer Zuckerkrankheit erblindet. Ihr Ehemann Mike pflegte sie, und ihr querschnittsgelähmter Sohn Stephen war an den Rollstuhl gefesselt. Cheryl und ich korrespondierten mittels Tonbandaufnahmen. Ihre Stimme hörte sich sanft und klangvoll an und verriet nichts von den Schwierigkeiten, die sie jeden Tag zu bewältigen hatte. Cheryl wollte unbedingt mit Fungie schwimmen. Ihre Sehnsucht war vor ein paar Jahren entflammt, nachdem die Familie Delfinarien in Brighton und Windsor besucht hatte.

Oft werde ich nach meiner Meinung zu Delfinen in Gefangenschaft gefragt. Ich erkläre immer, dass dieses Thema für mich wie menschliche Sklaverei ist. Als der Sklavenhandel weit verbreitet war, wussten wir beziehungsweise kümmerte es uns nicht, dass alle Menschen, unabhängig von ihrer Herkunft, das Recht auf Freiheit besitzen. Die Lage änderte sich erst, als William Wilberforce und andere sich für die Befreiung der Sklaven einsetzten, da sie fühlten, wie unmoralisch Sklaverei war. Heute wird das Recht auf Freiheit für alle Menschen fast überall auf der Welt akzeptiert. Meiner Meinung nach befinden sich Delfine in Gefangenschaft in einer ähnlichen Lage. Viele Menschen, besonders diejenigen, die eng mit Delfinen zusammengearbeitet haben, fühlen, dass Freiheit auch ein Recht der Meeressäuger, unserer so genannten Verwandten in den Ozeanen, ist.

Da sie meine eindeutige Einstellung zu diesem Thema kannte, erzählte mir Cheryl Hutchins mit gewissem Unbehagen von ihrer Delfinbegegnung in einem Brightoner Delfinarium. Diese Erfahrung hatte ihr Leben verändert. Sie war sich sicher, dass ein Delfin namens Silver sie bewusst auswählte, als sie nach der Show am Beckenrand saß. Cheryl erzählte mir, dass sie und Mike davon überzeugt waren, dass der Delfin über ihre Blindheit Bescheid wusste. Cheryl erforschte ihre Umgebung mit ihrem Tastsinn statt mit den Augen. Silver ermunterte sie, ihn am ganzen Körper zu berühren, einschließlich seiner Flossen und sogar an seinem Blasloch. In Windsor ereignete sich eine ähnliche Situation, als das Killerwalweibchen Winnie Cheryl sogar erlaubte, mit der Hand in ihr höhlenartiges Maul zu fassen und ihre Zunge zu reiben. Nach diesen magischen Erlebnissen beschlossen Cheryl und Mike, nonverbale und nicht visuelle Kommunikationsformen zwischen Menschen und Delfinen zu erforschen. Sie sammelten bemerkenswerte Geschichten, die zeigten, dass Delfine eine Behinderung oder Schwangerschaft bei Menschen bemerken und sich diese bewusst aussuchen.

Ich erklärte Cheryl, wie sehr es mir entgegenkommen würde, wenn ich behaupten könnte, dass Delfine in Gefangenschaft keinen starken Einfluss auf die menschliche Psyche hätten. Doch ich wusste aus zahllosen Beispielen, dass Delfine sogar als Gefangene immer noch ein Gefühl von Lebensfreude ausstrahlen, das empfindsame Wesen sofort aufnehmen. Ihre Lebensfreude kann nicht unterdrückt werden. Vielleicht liegt schon allein darin eine Lektion für uns Menschen. Vorwurf, Verbitterung oder ein brennendes Rachegefühl scheinen die Delfine nicht zu kennen.
Cheryl und ich führten lange und für mich sehr inspirierende Gespräche über die verschiedenen Aspekte von Beziehungen zwischen Mensch und Delfin. Wir sprachen über die bedingungslose Liebe, die Percy Tricia Kirkman in Cornwall entgegenbrachte, und die erstaunliche Wirkung, die Fungie auf Neal, Jemima und Bill hatte. Schließlich kamen wir zu dem Schluss, dass all diese Geschichten nicht nur reiner Zufall waren. Die Delfine schienen genau zu wissen, wer Hilfe benötigte. Eine Erklärung lag in der Vermutung, Delfine besäßen telepathische Fähigkeiten.
In einem unserer vielen Gespräche machte Cheryl eine Bemerkung, die auf den ersten Blick nicht ganz zu ihrer Persönlichkeitsstruktur zu passen schien. »Horace, als Erstes müssen wir lernen, uns selbst zu lieben.«
Ich konnte diesen Satz zunächst nicht akzeptieren.
»Das sehe ich anders. Im Gegenteil«, erwiderte ich. »Wir sollten uns nicht immer in den Mittelpunkt stellen und so egozentrisch sein. Dadurch werden wir nur egoistisch und achtlos anderen gegenüber.«
»Nein, so meine ich das nicht«, erklärte Cheryl geduldig. »Wir sollten uns selbst so lieben und annehmen, wie wir sind. Nicht mit unserem Los unzufrieden sein. Glücklich sein mit unserem Körper – egal, wie er geformt ist. Natürlich können und sollten wir an uns arbeiten. Doch wir sollten am Ende eines Tages einfach Glück empfinden, wir selbst zu sein.«
Rückblickend war dies einer der wertvollsten Ratschläge, die ich je erhalten habe.
Ich habe seither viel über Cheryls Worte nachgedacht und kam zu dem Schluss, dass sie für mich eine der hervorstechendsten Eigenschaften der Delfine beschreiben. Ich spüre, dass sie mit ihrem Dasein als Delfine zufrieden sind und tun, was sie am besten können, nämlich Spaß haben, auch in schwierigen Situationen. Ich habe keine Ahnung, woher ich das weiß. Ich fühle es einfach tief in mir. Delfine strahlen eine erfüllte Lebensfreude aus, die sie wie ein helles Licht umgibt. Ich bin sicher, dass diese Freude mit ihren Heilkräften zusammenhängt.

Cheryl, Mike und ich waren allerdings nicht in Dingle, um Fungies Heilkräfte zu untersuchen. Gemeinsam hatten wir ein Forschungsprojekt im Rahmen von International Dolphin Watch geplant, das »Project Vision«. Wir wollten die Möglichkeiten nonverbaler Kommunikation näher untersuchen und erkunden, ob Cheryl eine Art telepathische Beziehung zu Fungie aufbauen könnte. Also kauften wir Taucheranzüge, und Cheryl lernte im örtlichen Schwimmbad das Schnorcheln.
Cheryl und Mike waren im Juni 1992 in Irland, zur selben Zeit wie die Gruppe der ENO. Außerdem war eine Filmcrew aus Deutschland anwesend. Es dauerte eine ganze Weile, bis die zwei Schnorcheltaucher und das Kamerateam ausgerüstet waren. Fungie mochte es, wenn etwas los war, und verzog sich, sobald nicht viel geschah. Bis Cheryl und Mike endlich fertig zum Tauchen waren, war er verschwunden. Wir versuchten, ihn durch das Motorengeräusch des Bootes anzulocken, was üblicherweise seine Aufmerksamkeit erregte. Doch Fungie erschien nicht. Mike und Cheryl beschlossen, trotzdem ins Wasser zu gehen, in der Hoffnung, der Delfin würde zurückkehren. Sie hatten einen Code vereinbart, mit dem sie sich durch Händedruck verschiedene Signale gaben.
Als die beiden ins Wasser glitten, war ich mir sicher, dass Fungie ihre Anwesenheit bemerkte. Manchmal erschien er innerhalb weniger Sekunden von der anderen Seite der Bucht, wenn jemand im Meer herumpaddelte. Würde er auch zu Cheryl und Mike zurückkommen?
Blinde Menschen entwickeln häufig ein feineres Gehör. Was würde Cheryl wohl hören, falls er sich näherte? Würde sie noch andere Laute wahrnehmen, außer den hohen Quieksern, die ich hörte? Ich beobachtete, wie die beiden untertauchten und außer Sichtweite schwammen. Wir mussten warten, bis Cheryl wiederkam, um mehr über ihre Erfahrungen herauszufinden.

Sehen mit Tönen

Als ich Tauchen lernte, las ich ein Buch vom Miterfinder des Sauerstoffgerätes Jacques Yves Cousteau. Es hieß »Die schweigende Welt«. Bald entdeckte ich jedoch, dass die Unterwasserwelt alles andere als still ist, als ich mit einem Unterwassermikrophon, einem so genannten Hydrophon, die Geräusche im Meer hören konnte. Es war lauter als auf einer viel befahrenen Großstadtstraße. Die Vielzahl und Klarheit der verschiedenen Laute faszinierten mich. Geeignete Soundfilter ermöglichten es, bestimmte Signale auszuwählen und zu verstärken. Auch unser Gehirn ist dazu fähig. Zum Beispiel verwenden wir selektives Hören, wenn wir die Hintergrundgeräusche in einem vollen, lauten Raum ausblenden und nur der Stimme unseres Gesprächspartners zuhören wollen.

Ein Hydrophon besteht aus einer Membran, die im Luftraum vibriert, um einen Ton zu erzeugen, ähnlich dem Trommelfell beim Menschen. Als ich jedoch las, wie hoch komplex der Hörsinn bei den Delfinen funktioniert, erkannte ich, dass ein Hydrophon mir nur einen winzigen Ausschnitt der Geräuschwelt der Delfine vermittelte. Neben den Tönen, die ich mit dem Hydrophon wahrnehmen konnte, hörten die Delfine viele Laute außerhalb meines Hörvermögens. Sie erzeugten und empfingen Echos von Hochfrequenztönen, die ich nicht hören konnte. Mit Hilfe der zurückkommenden Echos konnten sie sich unter Wasser orientieren und ihre Umwelt wahrnehmen – sie sahen sozusagen mit Hilfe von Tönen.

Als ich zu verstehen versuchte, wie Delfine mit Tönen wahrnehmen, fielen mir zunächst Ultraschallbilder ein, die ich von Babys in der Gebärmutter gesehen hatte. Allmählich dämmerte es mir jedoch, dass die unscharfen Schwarzweißbilder ungeeignet und möglicherweise sogar irreführend waren.

Während ich beobachtete, wie Cheryl und Mike im Wasser der Dingle-Bucht verschwanden, wusste ich nur zu gut, dass Fungie die Geschehnisse in seiner Unterwasserwelt ebenso mitbekam wie wir Menschen die Ereignisse in unserer Welt. Doch während wir unsere Augen als Hauptinformationsquelle benutzen, verlassen sich die Delfine vor allem auf Töne. Schon allein deshalb, weil die Sicht unter Wasser sehr begrenzt ist und manchmal sogar fast Null sein kann.

Die am meisten akzeptierte Erklärung für die Anwesenheit von Delfinen auf unserem Planeten ist, dass sie von Vierfüßlern abstammen, die einst an Land lebten. Die Fähigkeit, durch Töne wahrzunehmen, die so genannte Echoortung, zählt zu den bemerkenswertesten evolutionsbedingten Anpassungen beim Übergang der Delfine vom Land ins Wasser.

Durch den Einsatz von U-Booten zur Kriegsführung war das Sehen unter Wasser mit Hilfe von Tönen nicht mehr nur als wissenschaftliches Phänomen interessant. Es wurde zu einer militärischen Priorität. Die Akronyme ASDIC (»Allied Submarine Navigation Detection Investigation Committee«, dt. Echolot) und SONAR (»Sound Navigation And Ranging«) wurden allgemein bekannt. Als nukleare U-Boote, bewaffnet mit steuerbaren Raketen, zur bevorzugten taktischen Waffe im Kalten Krieg zwischen den USA und Russland wurden, erhöhte man die Forschungsbestrebungen. In Amerika subventionierte das Militär in den fünfziger und sechziger Jahren des letzten Jahrhunderts Forschungsprojekte mit hohen Summen. Daher verwundert es nicht, dass Wissenschaftler ihre Aufmerksamkeit auf die Delfine richteten. Sie besaßen sozusagen eingebaute Ortungssysteme, die zudem noch viel weiter als jedes von Menschen erdachte Gerät entwickelt waren. Zahlreiche wissenschaftliche Veröffentlichungen beschrieben die zweifellos erstaunlichen Fähigkeiten der Echoortung und Echowahrnehmung bei Delfinen. Dazu gehörte unter anderem die Fähigkeit, Beutefische aufzuspüren und den Unterschied zwischen verschiedenen Arten selbst in völliger Dunkelheit erkennen zu können.

Ich arbeitete damals am Institut für Atomenergieforschung, Atomic Energy Research Establishment (AERE), in Harwell, Berkshire. Die Forschungsarbeit an Delfinen faszinierte mich aus mehreren Gründen. Unter anderem wollte ich eine Möglichkeit finden, jegliche Form von Strahlung – sowohl ionisierend als auch nichtionisierend – zu entdecken und nachzuweisen. Sichtbares Licht und hörbare Töne waren für mich einfach zwei sehr verschiedene Formen von Strahlung.

Licht gehört zur Kategorie nichtionisierender, elektromagnetischer Strahlung. Es wird von oszillierenden elektrischen und magnetischen Feldern erzeugt. Diese elektromagnetischen Felder, wie zum Beispiel die Schwerkraft, existieren im ganzen Universum. Sichtbares Licht ist nur ein winziger Teil einer riesigen Bandbreite derartiger Strahlungen, die durch ihre Schwingungsfrequenz und ihre Wellenlänge definiert werden können. Die Palette reicht über das blaue Ende des Farbspektrums hinaus bis hin zu ultraviolettem Licht und Mikrowellen. Das rote Ende des Spektrums führt zu Strahlungen mit längerer Wellenlänge, zum Beispiel den Radiowellen. Diese Vielzahl elektromagnetischer Wellen, die alle unterschiedliche Eigenschaften aufweisen, besitzen eine Gemeinsamkeit. Sie bewegen sich mit derselben Geschwindigkeit fort, und zwar mit Lichtgeschwindigkeit.

Die Lichtgeschwindigkeit beträgt im leeren Raum ungefähr 300 000 000 Meter pro Sekunde. Die unbegreiflichen Entfernungen zwischen der Erde und den Sternen misst man in Lichtjahren. Solche Lichtstrahlen, die das Universum, ohne absorbiert zu werden, durchqueren können und Jahre brauchen, bis sie uns erreichen, können im Bruchteil einer Sekunde durch ein schwarzes Papier gestoppt werden. In diesem Moment werden sie in eine andere Form von Schwingungsenergie umgewandelt: Hitze.

Schallwellen weisen hingegen völlig andere Eigenschaften auf. Sie bewegen sich mit unterschiedlicher Geschwindigkeit gemäß der Gleichung: Geschwindigkeit = Frequenz × Wellenlänge. Die Schallgeschwindigkeit ist im Vergleich zum Licht mikroskopisch klein. Sie unterscheidet sich je nach Dichte, Elastizität und Temperatur. In der Luft bewegt sich der hörbare Ton mit etwas weniger als 340 Metern pro Sekunde vorwärts. Dies erklärt, warum wir bei einem Gewitter den Blitz sehen, der sich mit Lichtgeschwindigkeit bewegt, bevor wir den Donner hören, der natürlich mit Schallgeschwindigkeit unterwegs ist.

Durch die relativ langsame Übertragungsgeschwindigkeit von Tönen können wir Menschen feststellen, aus welcher Richtung ein bestimmtes Geräusch kommt. Unser Gehirn nimmt die geringe zeitliche Verzögerung wahr, bis das Geräusch unsere Ohren erreicht, die unterschiedlich weit voneinander entfernt am Kopf liegen. Unter Wasser ist die Zeitverzögerung der ankommenden Signale zu kurz, als dass das Gehirn sie wahrnehmen könnte, da der Schall im Wasser viermal schneller übertragen wird als in der Luft. Daher können Menschen unter Wasser nicht erkennen, woher die Töne kommen. Die Delfine sind dazu jedoch offensichtlich in der Lage. Metall und Wasser leitet den Schall außerdem weiter und deutlicher. Eines Tages fand ich dies zufällig in der Badewanne heraus. Ich tauchte ein Ohr unter Wasser, als jemand in einem anderen Teil des Hauses an die Heizungsrohre hämmerte. Unter Wasser war das Geräusch sehr laut und kristallklar zu hören. Wenn ich meinen Kopf allerdings ganz aus dem Wasser hob, war das Hämmern kaum wahrnehmbar. Durch diese kleine Entdeckung konnte ich besser verstehen, wie Delfine und besonders große Walarten Töne nutzen, um über weite Entfernungen unter Wasser miteinander zu kommunizieren.

Das menschliche Ohr nimmt Töne nur in einem begrenzten Frequenzbereich, normalerweise zwischen 100 und 15 000 Hertz, wahr. Töne darunter, die Infraschallwellen, und darüber, die so genannten Ultraschallwellen, liegen außerhalb unseres Hörbereichs. Einige davon werden jedoch von Tieren wahrgenommen. Die hochfrequenten Hundepfeifen und das Sonarsystem der Fledermäuse sind Beispiele hierfür.

Während ich aufs Meer hinausschaute und auf Mike und Cheryl wartete, dachte ich wieder einmal über den Hörsinn der Delfine nach. Ich besitze ein Trommelfell, eine in Luft vibrierende Hautmembran. Die Schwingungen werden durch die winzigen Hörknöchelchen an die schneckenförmige Cochlea im Innenohr übermittelt, die ihrerseits Signale erzeugt und sie über den Hörnerv an mein Gehirn weiterleitet. Damit das Trommelfell vibriert, muss zwischen Schallquelle und Membran ein offener Luftraum sein. Will ich den Ton ausblenden, dann trage ich Ohrstöpsel. Ohrstöpsel lassen die Geräusche jedoch nicht ganz verschwinden. Sie werden auch von anderen Körperteilen aufgenommen, die sie an die Cochlea weiterleiten. Die Schallübertragung durch die Knochen ist zum Beispiel sehr wirkungsvoll.

Delfine besitzen kein äußeres Ohr zur Schallwahrnehmung wie die meisten Säugetiere. In Wirklichkeit ist die äußere Öffnung, der so genannte äußere Gehörgang, kaum sichtbar. Sie ist manchmal an einer kleinen Einbuchtung hinter den Augen zu erkennen. Zwischen dem äußeren Ohr und dem veränderten Trommelfell gibt es eigentlich keinen richtigen Luftraum. Stattdessen werden die Tonsignale über das Körpergewebe vom Außenohr ins Innenohr geleitet. Eine Ölschicht isoliert diesen Weg, damit kein Wasser eindringt. Es gibt jedoch noch andere Möglichkeiten, Tonsignale zu übertragen. Durch den unmittelbaren Kontakt mit dem Wasser können die Schallwellen den Körper der Delfine direkt durchdringen. Delfine sind daher in der Lage, mit ihren Ohren und zusätzlich mit ihrem gesamten Körper zu hören. Mit anderen Worten: Delfine sind ständig von Schallwellen umgeben und ihr ganzer Körper funktioniert als Schallempfänger.

Der Knochenaufbau einer Delfinflosse entspricht dem einer menschlichen Hand, welche auf laute Schalldruckwellen empfindlich reagiert. Dies legt die Vermutung nahe, dass die Flossen eines Delfins neben ihrer Tragflächenfunktion ebenso wie Antennen als Schallempfänger fungieren.

Blinde besitzen häufig einen besseren Gehörsinn, als Ausgleich für ihren fehlenden Sehsinn. Daher wartete ich mit zunehmender Spannung darauf, was Cheryl über ihre Empfindungen erzählen würde, als sie Fungie hörte. Auch das Filmteam war aufgeregt. Sie wussten, dass Cheryl den Delfin getroffen hatte. Sie hatten ihn plötzlich in ihrer Nähe auftauchen sehen, während Cheryl noch unter Wasser war. Fungie tauchte daraufhin so vorsichtig und zielstrebig ab, dass er Cheryl offensichtlich näher in »Augenschein« nehmen wollte.

»Nun, was geschah dort unten?«, wollte ich wissen, als Cheryl und Mike wieder sicher an Bord waren.

»Ich sah ihn ganz kurz«, antwortete Mike.

»Ja, das habe ich gemerkt«, sagte Cheryl. »Ich habe gespürt, wie du meine Hand gedrückt hast.«

»Hast du ihn gehört?«, fragte ich.

»Oh ja«, rief Cheryl. »Ich habe ihn gehört. Und ich habe ihn gesehen!«

»Was heißt das? Du hast ihn gesehen? Du bist blind!«

»Seine Form konnte ich nicht sehen. Ich sah Farben, kurz bevor ich Mikes Händedruck spürte. Ganz viele Farben. Sie waren überirdisch schön.«

»Das heißt, du hast die Anwesenheit des Delfins bemerkt, bevor Mike ihn gesehen hat«, wiederholte ich aufgeregt.

Cheryls Worte leuchteten mir ein. Fungie hatte wahrscheinlich seinen Sonar benutzt, als er sich den beiden Tauchern näherte. Mike konnte Fungie nicht sehen, doch Cheryl bemerkte die Ankunft des Delfins mit ihrem Gehörsinn. Es faszinierte mich jedoch, dass sie die Tonsignale als Farben schilderte. Als ich von Cheryl mehr darüber wissen wollte, erklärte sie, dass sie ganz anders als alle Farben waren, an die sie sich noch von früher erinnern konnte.

Diese Entdeckung war sehr aufregend. Sie bedeutete, dass Tonsignale im menschlichen Gehirn als visuelle Bilder interpretiert werden können. Forschungsstudien, die die Psychotherapeutin Dr. Olivia de Bergerac zusammen mit ihrem Partner William MacDougal in Australien durchführte, belegten, dass Delfinbegegnungen Veränderungen der Gehirnströme bewirken. Die elektrischen Gehirnwellen werden durch beliebig gewählte griechische Buchstaben benannt: Deltawellen, unter 3,5 Hertz (Hz); Thetawellen zwischen 4,5 und 7,5 Hz; Alphawellen zwischen 8 und 13 Hz; und Betawellen über 13 Hz. Die höheren Frequenzen sind während normalen Alltagstätigkeiten zu beobachten und korrespondieren mit aktivem Tun, Konzentration und Problemlösungsverhalten. Eine zu starke Beta-Aktivität deutet auf Stress, Angst oder Überforderung hin. Die niedrigsten Frequenzen werden im Tiefschlaf und im Koma erzeugt.

Thetawellen hängen mit dem so genannten Dämmerzustand zwischen Wachsein und Schlaf zusammen. Sie hängen mit geistigen Tätigkeiten wie Träumen, plötzlichen Einsichten, freier Assoziation, kreativen Ideen, Problemlösung usw. zusammen.
Nach einer so genannten Neurofeedback-Therapiebehandlung mit Theta-Gehirnwellen stellte man unter anderem eine erhöhte Fähigkeit zu spontaner bzw. hypnagogischer Visualisierung fest. Also könnte man die farbigen Bilder, die Cheryl wahrnahm, heute wahrscheinlich durch die hochfrequenten Schallwellen erklären, die Fungie aussandte und die indirekt oder direkt ihre Gehirnströme beeinflussten und sie veränderten.

Im Fluss sein

In der Januarausgabe 1992 von »Dolphin«, der Mitgliederzeitschrift von International Dolphin Watch, stellten Mike und Cheryl zum ersten Mal ihr Konzept vor. Sie wollten untersuchen, wie Blinde die Töne der Delfine wahrnehmen. In derselben Ausgabe erschien auch ein Brief von Wendy Huntington an die Herausgeberin, Melanie Parker. Darin schilderte sie, wie ihr Mann Tony und sie ihre gesamten Ersparnisse in eine Reise zu den türkisblauen, warmen Gewässern der Bahamas investierten, nachdem sie einen Artikel über die Psychotherapeutin Rebecca Fitzgerald und ihre Erfahrungen mit Delfinen in einer früheren »Dolphin«-Ausgabe gelesen hatten. Rebecca organisierte Fahrten für Leute, die mit Delfinen schwimmen wollten.

> *Liebe Melanie, liebe Freunde,*
> sieben bis acht Jahre lang ging es mir sehr schlecht, vermutlich aufgrund von ME (myalgische Encephalomyelitis). Außerdem litt ich an Depressionen, die mit Anfang zwanzig einsetzten. Letztes Jahr suchte ich bei Therapeuten aus unterschiedlichen Gebieten der Naturheilkunde Hilfe, und der Höhepunkt war unsere diesjährige Delfinreise.
> Wir fanden sehr reizende amerikanische Freunde auf dem Tauchboot; wir waren die einzigen Engländer – wie tapfer!?
> Seit meiner Rückkehr fühle ich mich leichter und habe mehr Energie. Ich gehe wieder dreimal pro Woche frühmorgens schwimmen und fühle mich in Liebe mit dem ganzen Universum verbunden. Es ist eine Freude, zu leben!

Bis 1991 konzentrierte sich das Projekt »Operation Sonnenblume« auf die Rolle der Delfine bei der Behandlung klinischer Depressionen. Ich erfuhr, dass Dr. Betsy Smith, eine Psychologin aus Florida, erstaunliche Fortschritte bei autistischen Kinder festgestellt hatte, die mit Delfinen geschwommen waren. Damals wusste ich noch nicht, dass ich auf diesem Gebiet der Delfintherapie später noch zunehmend aktiv sein würde. Im Verlauf der »Operation Sonnenblume« kam ich aufgrund meiner Aufzeichnungen und Erlebnisse immer mehr zu der Erkenntnis, dass die Heil-

kräfte der Delfine auch noch auf anderen Gebieten angewandt werden konnten. Wendy Huntington war ein solches Beispiel. ME (myalgische Encephalomyelitis) ist eine Entzündung von Gehirn und Nervensystem, die starke Schmerzen, Muskelschwäche und ein allgemeines Gefühl von Erschöpfung hervorruft. Die Ursache von ME ist noch nicht endgültig geklärt, man vermutet eine Virusinfektion. Im Allgemeinen fällt ME unter die Kategorie psychosomatischer Krankheiten – das heißt, die körperlichen oder somatischen Symptome entstehen aufgrund mentaler Probleme, die nicht näher definiert werden können. Unabhängig von der eigentlichen Ursache ist das Ergebnis sehr unangenehm. Häufig betroffen sind Menschen, die ein sehr aktives Leben führten und im Zuge der Erkrankung weder Sport noch irgendeine andere Tätigkeit ausüben können, die körperliche und geistige Anstrengung erfordert. Daher waren es aufregende Neuigkeiten, als ich erfuhr, dass Wendy Huntington mit Hilfe der Delfine ihre frühere Lebensfreude wiedererlangt hatte. Außerdem warf dieses Phänomen einige Fragen auf. Was genau war geschehen? Wie lange würde die Verbesserung ihres Zustandes anhalten? Ich stellte diese beiden Fragen Rebecca Fitzgerald, worauf sie mir ihren persönlichen Bericht von Wendys Geschichte schickte:
Im Sommer 1991 erhielt ich einen Anruf von der Engländerin Wendy Huntington. Wendy litt seit acht Jahren unter ME und hatte gehört, dass das Schwimmen mit Delfinen unter Umständen eine heilende Wirkung auf ihren Zustand haben könnte. Also rief sie mich an, um zu fragen, ob es noch freie Plätze auf einer unserer Reisen für sie und ihren Mann Tony gäbe. Glücklicherweise hatten wir noch Platz auf einem der August-Trips, und sie buchten sofort ihre Flüge. Während der Reisevorbereitungen telefonierten wir mehrmals über Wendys körperlichen Zustand, ob sie überhaupt kräftig genug für das Vorhaben wäre. Der Flug von London auf die Bahamas erfordert mehrmaliges Umsteigen und zwei Hotelübernachtungen unterwegs. Wendy war unsicher, ob sie genügend Durchhaltevermögen besitzen würde. Ich machte ihr Mut und empfahl ihr zu kommen.
Als ich Wendy das erste Mal gegenüberstand, war sie sehr müde von der langen Reise. Am Abend vor unserer ersten morgendlichen Bootstour aßen wir alle zusammen in Port Lucaya auf Grand Bahamas und sie erklärte der Gruppe, dass die Viruskrankheit Symptome wie Müdigkeit, Übelkeit, Muskelkrämpfe, Schlaflosigkeit und Depressionsanfälle bei ihr hervorrief. Sie hatte einen Vortrag von Dr. Horace Dobbs über die Möglichkei-

ten der Delfintherapie gehört, und da keine der bisherigen Behandlungsmethoden Erfolg gezeigt hatte, beschloss sie, es auf diesem Weg zu versuchen.

Am nächsten Morgen traf sich die sechzehnköpfige Gruppe etwa um acht Uhr in der Hotellobby. Wir gingen gemeinsam zum Boot, das für die nächsten fünf Tage, weit vom Land entfernt, unser Zuhause sein sollte.

Etwa fünf Stunden später waren wir in unserer Badekleidung draußen auf dem Meer und durchkreuzten das Gebiet, in dem die Delfine im Allgemeinen zu finden waren. Nach einiger Zeit ankerten wir, und ein paar von uns gingen schwimmen, andere blieben an Bord, redeten und genossen die Sonne. Am späten Nachmittag besuchte uns ein Teil der Delfinschule. Sie schwammen neben uns her und begrüßten uns.

Wir sahen ihre Rückenfinnen durch das klare blaue Wasser auf das Boot zuschwimmen. Einige von uns gingen sofort ins Wasser, damit die Delfine wussten, dass wir da waren und mit ihnen schwimmen wollten.

Wendy brauchte einige Minuten, um ihre Tauchausrüstung anzulegen und von der Rückseite des Bootes ins Wasser zu steigen. Sie musste zuerst Taucherbrille, Schnorchel und Flossen anziehen und dann an der Rückseite des Bootes sieben oder acht Stufen einer Leiter zu einer Tauchplattform direkt über dem Wasser hinunterklettern. Dann schwamm sie mit den anderen im warmen Wasser der Bahamas zu den Delfinen.

Wendy war eine gute Schwimmerin, und es bereitete ihr keine Schwierigkeiten mitzuhalten. Innerhalb weniger Minuten war sie umringt von wilden Delfinen; eine Gruppe glänzender grauer Körper mit dunklen Flecken und wunderschönen sanften Augen. Sie war nicht allein, mittlerweile waren wir alle im Wasser, sechzehn Leute in einer großen, verstreuten Gruppe, inmitten Dutzender Delfine, die über, unter und neben uns herumschwammen. Es war ein Gefühl reiner, fließender Glückseligkeit, wir schwammen vollkommen synchron und in Einklang, die Energien von Mensch und Delfin verschmolzen.

Wie gewöhnlich endete die Begegnung, als es dunkel wurde. Die Sonne geht im Sommer ungefähr um acht Uhr abends unter, und während wir zum Boot zurückschwammen, sahen wir unsere wundervollen Meeresfreunde springend und Kapriolen schlagend davonjagen. Ein perfekter Tag ging zu Ende, als wir alle beim Abendessen zusammensaßen und unsere Erfahrungen austauschten.

Jeder Tag brachte neue Abenteuer. Manchmal kamen die Delfine schon früh um sechs Uhr morgens. Dann wieder erschienen sie erst in der Abenddämmerung, während wir ungeduldig warteten und in alle Richtungen Ausschau hielten. Wie immer empfahl ich allen, die Delfinbegegnungen nicht zum einzigen Inhalt ihrer Reise zu machen. Diese kleinen Expeditionen bieten viele wertvolle Erfahrungen und das Schwimmen mit den Delfinen ist nur ein Teil davon.

Wendy hatte jedoch nur eines im Sinn. Ihre Sehnsucht, gesund zu werden, beherrschte all ihre Gedanken, und sie setzte ihre ganze Hoffnung in die Delfine, die ihr bei ihrem Heilungsprozess helfen sollten. Ich war sehr vorsichtig mit meinen Erklärungen, wie und warum Delfine einen Einfluss auf uns haben und was ihre Heilwirkung angeht. Ich wollte keine falschen Hoffnungen wecken, doch ich hatte bereits mehrmals erlebt, dass Menschen nach dem Schwimmen mit Delfinen körperlich wie emotional Heilung erfahren hatten. Ich fühlte, dass es wichtig war, diese Informationen nicht zurückzuhalten.

Einige Tage darauf hatten wir ein wundervolles Erlebnis mit ein paar Dutzend wilden Delfinen. Es war später Nachmittag. Wir saßen auf dem Hinterdeck, unterhielten uns und suchten das Wasser nach Rückenfinnen ab, als wir die Gruppe von Westen aus auf uns zukommen sahen. Sie sprangen immer wieder aus dem Wasser, während sie sich dem Boot näherten. Wir hatten noch viel Zeit, um unsere Tauchausrüstung anzuziehen, so dass wir alle bereits im Wasser waren, als sie uns erreichten. Unsere Herzen schlugen schneller, als die Energie der herankommenden Delfine uns wie eine Welle überspülte. Das Meer war erfüllt von Tönen: Klicklaute, Pfiffe und hohe, spitze Quiekser schwirrten um unsere Ohren, als die geschmeidigen grauen Körper hinter uns und unter uns vorbeiglitten und uns umkreisten. Sie schwammen zwischen uns herum und gaben so jedem genügend Zeit, ihre Anwesenheit ausgiebig zu erleben. Es war überwältigend, es war aufregend, es war wunderschön und es war zeitlos. So zeitlos, dass ich nicht bemerkte, wie die Sonne unterging und schließlich hinter dem Horizont versank. Der Himmel färbte sich allmählich wie üblich, eine Mischung aus lavendelfarbenen, blauen und Grautönen, die Wasseroberfläche verlor ihre Klarheit und begann das Licht zu reflektieren. Es wurde Zeit zurückzufahren.

Die Schiffscrew sah, dass die Strömung uns vom Boot weggetrieben hatte, und überlegte, ob sie die schwächeren Schwimmer mit dem Beiboot holen sollten. Stattdessen steuerte der Kapitän das Schiff in einem großen Bogen in die Nähe der Schwimmer, die einer nach dem anderen an Bord kletterten – außer Wendy. Sie war jetzt ziemlich weit vom Boot entfernt, schwamm aber zielstrebig in unsere Richtung. Wendys Mann Tony, der selbst zuvor im Wasser gewesen war, stand neben dem Kapitän auf Deck. Der Kapitän fragte ihn, ob mit Wendy alles in Ordnung sei oder ob man sie holen sollte. Tony antwortete: »Sie ist o.k. Lassen wir sie schwimmen. Sieht aus, als würde sie die Erfahrung genießen.«

Wir alle verfolgten, wie Wendy mit gleichmäßigen kräftigen Zügen durchs Wasser schwamm. Es war nicht einfach; abends nimmt der Wind zu und die Wasseroberfläche war ziemlich unruhig. Außerdem musste sie gegen die Strömung ankämpfen und konnte keine Pause machen und sich treiben lassen. Zug um Zug näherte Wendy sich dem Boot.

Als sie die Tauchplattform erreichte, strahlte sie uns an. Sie zog sich auf die Plattform und stieg dann die Leiter an Deck hinauf, wo Tony und ich warteten.

Wenn man ihren Zustand an ihrem Gesichtsausdruck ablesen konnte, dann war Wendy wieder völlig gesund.

Ohne ein Wort ging sie unter die Dusche und zog sich fürs Abendessen um. Tony und ich schauten uns nur an. Wir wussten nicht, was wir sagen sollten. Beim Abendessen erklärte Wendy, warum sie nicht aus dem Wasser geholt werden wollte. Auch wenn es so ausgesehen hatte, als hätten die Delfine die Gegend verlassen, waren sie einfach nur aus unserem Blickfeld verschwunden. Sie sandten jedoch Töne durchs Wasser. Unbemerkt von uns reagierte Wendys Körper darauf. Sie fühlte den Sonar durch ihre Haut und ihren ganzen Körper pulsieren. Dadurch wurde sie in einen Zustand versetzt, den sie als »ausbalanciert und zugleich berauschend« beschrieb.

Wendy verbrachte fünfundvierzig Minuten im Wasser, während der Sonar der Delfine sie durchdrang. Vom Boot aus konnte ich die Töne der Delfine nicht wahrnehmen und ahnte daher nichts von Wendys Erlebnis. Ich war selbst schon häufig im Wasser, wenn es von den Schallwellen der Delfine erfüllt ist. Es fühlt sich an, als sei man ein Musikinstrument, auf dem ein Meister spielt. Die Schwingungen fließen durch unser Gewebe und unsere Knochen, sie dringen bis in unsere tiefsten Tiefen.

Ich kann aufrichtig bezeugen, dass Wendy nach dieser Erfahrung mit den Delfinen verändert war. Sie strahlte richtiggehend. Ihre Energie war leuchtend hell, ihr Geist hatte neue Kraft bekommen, und während der letzten beiden Tage der Reise versprühte sie eine ansteckende Fröhlichkeit. Am Ende des Delfinschwimmprogramms schien Wendy nicht mehr dieselbe zu sein wie zu Beginn.

Nachdem ich den Bericht von Rebecca gelesen hatte, regte sich mein wissenschaftlicher Forschergeist. Ich bat Wendy, mir ihre Sichtweise der Ereignisse zu schildern. Sie schrieb Folgendes:

> Nach dem langen Rückweg zum Boot stieg ich müde, aber voller Energie aus dem Wasser. Später schloss ich die Augen und sah einen langen Korridor mit regenbogenfarbenen Türen zu beiden Seiten. Sie waren alle einen Spalt breit geöffnet, und dann öffnete sich eine nach der anderen weit und löste sich auf. Ich blieb in einem warmen, offenen Raum zurück, in dem ich mich frei bewegen und herumtanzen konnte, ohne dass irgendjemand oder irgendetwas mich zurückhielt. Während ich im Wasser war, fiel es mir zunächst überhaupt nicht auf, dass der Rest der Gruppe nicht mehr da war, weil mich die Töne unter Wasser so fesselten. Es hörte sich wie das poppende, quietschende Geräusch von Seegras an, das ich von den Küsten der Britischen Inseln her kannte. Doch hier gab es kein Seegras, also hielt ich einfach weiter meinen Kopf unter Wasser und nahm das Wunder dieses Augenblicks in mich auf. Ich war einfach da. Was um mich herum geschah, berührte mich nicht mehr. Erst als ich intuitiv meinen Kopf hob, entdeckte ich, dass ich ziemlich weit vom Boot entfernt war und alle anderen zurück an Bord waren! Ich fühlte keine Angst, nur eine starke innere Kraft, ein Gefühl von Freiheit und Frieden. Daher winkte ich zum Schiff hin, tauchte meinen Kopf wieder ins Wasser und schwamm zurück! Durch das Schwimmen mit den Delfinen nahm ich etwas von ihnen auf, mit dem ich einen Teil in mir heilen konnte. Es war mehr ein Gefühl als etwas, das mit dem Verstand erklärt werden kann! Es scheint eine Art Informationsaustausch zu sein, der dann passieren kann, wenn ein Individuum bereit und offen dafür ist, zu empfangen. Du fühlst, genießt und bist ganz »im Moment«.
>
> Ich kam nach England zurück und schrieb mich als Schülerin bei einer Heilpraktikerschule ein. Bis zum Beginn des vierten und letzten Ausbildungsjahres ging es mir gesundheitlich sehr gut. Dann hatte ich zwei Virusinfektionen, denen ein weiterer ME-Schub bzw. ein Anfall von CFS (chronique fatigue syndrom = chronisches Müdigkeitssyndrom) folgte, der vier Jahre anhielt.
>
> Ich spürte, dass die Delfine mir den Weg in Richtung Heilung gezeigt hatten. Doch da ich ihre Botschaft wohl nicht ganz verstanden hatte, musste ich eine weitere Runde drehen.

Die weitere »Runde«, die Wendy einlegte, führte dazu, dass sie sich für den Meistergrad in Reiki qualifizierte. Außerdem erlernte sie die Metarmorphische Methode und nahm am ersten Lehrgang für »Meerestherapie« in Europa bei Sergi Aymo teil. Dort lernte sie die vielfältigen alten und neuen, mystischen und wissenschaftlich fundierten Heilmöglichkeiten im Zusammenhang mit dem Meer und seinen Bewohnern, vor allem den Delfinen, kennen.
Wendy wies mich darauf hin, dass »Heilung« nicht unbedingt »Gesundheit« bedeutet. Und doch fühlte sie sehr stark, dass »der Geist der Delfine«, wie sie es nannte, immer noch ihr Leben steuerte und sie leitete. In einem Punkt war Wendy sich vollkommen sicher: Sie fühlte sich wieder sehr gut und blickte mit Vorfreude und Begeisterung in die Zukunft.

Vollkommenes Glück

Wendy war von dem Ergebnis ihrer Delfinerfahrung so begeistert, dass sie Rebecca Fitzgerald 1992 nach England einlud, um in der öffentlichen Bücherei von Chesterfield in Derbyshire einen Vortrag zu halten. Auch ich war eingeladen. Die Schilderungen von Rebeccas Erlebnissen mit den Fleckendelfinen in ihrer Diashow ließen mich an diesem Abend sprachlos und begeistert zurück.

Rebeccas Geschichte begann 1984 mit einer eigenartigen Erfahrung. Während ihres letzten Studienjahrs in Psychologie und Psychotherapie an einem College in Santa Fé, New Mexico, träumte Rebecca mitten in der Nacht von gesprenkelten Delfinen. Sie erwachte plötzlich. Ihre Augen waren weit offen und sie war bei vollem Bewusstsein. Doch sie befand sich nicht mehr in ihrem Schlafzimmer. Sie war im Meer. Im Wachzustand erlebte sie nun exakt dieselbe Szene wie in ihrem Traum.

»Das Wasser war türkisblau und nicht sehr tief. Ich trieb an der Oberfläche, und zwei Fleckendelfine sprangen im Bogen um mich herum. Ich hatte sehr gute Laune und lag glücklich an der Wasseroberfläche, während sie pfiffen und um mich herumtollten«, erzählte sie uns. Rebecca war entspannt, aber ihre Sinne nahmen jede Kleinigkeit überdeutlich wahr. Sie wusste, dass sie im Dunkeln in ihrem Bett lag. Und doch befand sie sich gleichzeitig im warmen Wasser in Begleitung zweier Delfine.

Die Szene verblasste allmählich, und sie nahm sich selbst nur noch im Bett wahr. Nachdem sie einige Minuten aufrecht im Dunkeln gesessen hatte, schlief sie wieder ein. Als Rebecca am nächsten Morgen aufwachte, fühlte sie sich irgendwie mit den Delfinen verbunden und war erfüllt von einer übersprudelnden Lebensfreude.

In der nächsten Nacht passierte dasselbe. Dieses Mal waren allerdings noch viel mehr Delfine anwesend. Ihre Töne erfüllten das Meer. Am meisten faszinierte Rebecca, dass diese Träume für sie nicht neu, sondern völlig vertraut waren. Es schien, als würde sie durch altbekannte Erlebnisse mit ihrer Vergangenheit in Verbindung treten. Während der nächsten zehn Nächte hielt Rebecca in wiederholten Wachträumen eine enge Verbindung zu den Delfinen. Ihre Besuche beschränkten sich jedoch nicht nur auf die Nachtstunden. Auch während des Tages schwammen die Delfine in Rebeccas Bewusstsein herum.

»Ich möchte erwähnen, dass ich keine Drogen oder irgendetwas anderes zu mir nahm«, erklärte sie entschieden. »Allerdings war ich sehr daran interessiert, die Vorkommnisse zu verstehen. Ich ging in die öffentliche Bücherei. Wie die meisten Amerikaner war Flipper, ein Großer Tümmler ohne besondere Kennzeichen, der einzige Delfin, den ich kannte. Jedenfalls besaß er mit Sicherheit keine Flecken. Ich dachte daher, die gesprenkelten Delfine aus meinen Träumen seien reine Fantasieprodukte.«
Zu ihrer großen Überraschung entdeckte Rebecca, dass es neben Flippers Gattung noch viele weitere Delfinarten gab. Und dann sah sie eine Fotografie einer Gruppe Fleckendelfine, Stenella attenuata, die in klarem türkisfarbenem Wasser schwammen. Diese Entdeckung brachte Rebecca völlig durcheinander. Sie war erfreut und verwirrt zugleich.
»Ich hatte das Bedürfnis, laut hinauszuschreien, dass meine Traumbilder wirklichen Delfinen entsprachen. Allerdings hatte ich immer noch keine Ahnung, woher meine Bilder stammten. Völlig durcheinander verließ ich die Bibliothek.«
Die Delfine erreichten Rebeccas Bewusstsein nun vor dem Einschlafen in »luziden Träumen«, wie sie es nannte. Was noch erstaunlicher war: Sie kommunizierten in Worten mit ihr.
»An der Schwelle zwischen Wachzustand und Schlaf fingen sie an, mir Dinge beizubringen. Während ich im Wasser trieb, formierten sie sich zum Beispiel zu einer bestimmten geometrischen Form, etwa einem Achteck, dessen eine Ecke ich bildete. Sie forderten mich auf, die Figur zu ›erfühlen‹. Sie schienen mir eine Lektion in Raum und Zeit zu geben. Während diesen luziden Träumen wurde ich zu einem Mathematikgenie. Ich begriff plötzlich alle Naturgesetze und nahm geometrische Formen auf eine holistische Weise wahr. Jede Form besaß einen eigenen Laut und eine Farbe. Es war ein wundervolles Spiel, das ich mit großem Enthusiasmus spielte. Faszinierend war, dass jedes Gebilde Einfluss auf meinen physischen Körper hatte. Ein Dreieck fühlte sich ganz anders an als ein Quadrat. Mit der Zeit entwickelte ich eindeutige Vorlieben.
Eines Nachts, nach einer besonders anstrengenden Sitzung, hörte ich eine Stimme sagen: ›Schreib alles auf. Wir geben dir wichtige Informationen, und du wirst die Einzelheiten vergessen, wenn du aufwachst.‹ Also legte ich einen Stift und einen Notizblock neben das Bett, die mir bei meinem delfinischen Aufbaustudium helfen sollten. Ich versprach, meine Lektionen pflichtbewusst aufzuschreiben, und schlief wieder ein.«

Rebecca hielt Wort. Beim Aufwachen schrieb sie auf, was sie gehört hatte. Häufig handelte es sich um hoch komplexe mathematische Formeln. Die Delfine vermittelten Rebecca das Gefühl, dass sie sich bereits seit sehr langer Zeit kannten und ihre Beziehung weit über das Körperliche hinausreichte. Rebecca fühlte sich mit dieser Verbindung von Spiritualität und Körperlichkeit sehr wohl.

»Ich fühlte mich glücklich und zuhause bei den Delfinen. Ich erlebte eine einzigartige Kombination aus glückseliger Ekstase und innerem Frieden. Nur bei der Geburt meiner Tochter Maria habe ich ein ähnlich tiefes Gefühl von Verbundenheit empfunden. Obwohl ich nur neun Monate schwanger war, hatte ich bereits mein ganzes Leben auf sie gewartet. Ich wusste dies in dem Moment, als ich sie sah. Die Delfine hatten dieselbe Wirkung auf mich. Sie tauchten scheinbar unerwartet und unangekündigt auf. Und doch fühlte ich, wie ein großer Teil meines innersten Wesens endlich seinen Platz fand. Am meisten beeindruckte mich damals, dass ich jeden Morgen mit einem totalen Glücksgefühl aufwachte. Mein Energiepegel stieg. Ich fühlte mich wacher. Auch wenn ich es zu jener Zeit noch nicht wusste, begann ein vollkommen neues Kapitel meines Lebens.«

Rebecca stand einen Monat vor Abschluss ihres Studiums. Die Delfine lenkten sie sehr ab. Daher sagte sie sich streng, dass die Begegnungen sofort aufhören müssten. Als hätte sie einen Schalter umgelegt, verschwanden ihre Träume. Rebeccas Leben verlief wieder in seinen gewohnten Bahnen.

Nach ihrem Abschluss verfolgte Rebecca eine erfolgreiche Karriere als Psychotherapeutin. Sie setzte ihr in der Ausbildung erworbenes Wissen in die Praxis um. Dies funktionierte bis zu einem gewissen Grad, allerdings nicht so gut, wie sie es sich erhofft hatte. Sie wusste, dass sie mehr konnte. Etwas nagte immer in ihrem Hinterkopf und beunruhigte sie. Wie der berühmte Schweizer Psychologe Carl Gustav Jung vertrat sie die Ansicht, dass die meisten ihrer Patienten krank waren, weil sie sich ihrer spirituellen Erfahrungen nicht bewusst bzw. davon abgeschnitten waren und ihre eigene Spiritualität nicht kannten.

Eines Tages, vier Jahre nach ihrem Studienabschluss, kamen urplötzlich die Delfine zurück. Während sie meditierte, durchlebte Rebecca auf einmal wieder die schönsten Erlebnisse ihrer Kindheit, zum Beispiel wie sie an schulfreien Samstagen morgens mit ihrer Schwester zusammen im Doppelbett herumkicherte. Diese freudigen Episoden aus ihrer Vergangenheit hatte sie vollkommen vergessen. Als sie wieder einmal in ihre Me-

ditation versunken war, schwamm plötzlich ein Delfinschwarm über die Decke ihres Schlafzimmers.
»Was macht ihr da?«, wollte Rebecca wissen.
Die nächsten Augenblicke veränderten Rebeccas Leben.
»Ich begann zu verstehen, dass die Prozesse, die ich während meiner eigenen Therapie und in meiner Ausbildung durchlaufen hatte, auf dem Schmerzprinzip beruhen. Sie konzentrierten sich auf Verhaltensmuster, die aufgrund von leidvollen Erfahrungen entstanden. Traumatische Erlebnisse wurden unnachgiebig und bis in alle Einzelheiten untersucht und Leiden und Verletzungen immer wieder ans Licht gezerrt. Die Delfine schienen mir die positiven, nicht die schmerzvollen Aspekte meiner Kindheit ins Bewusstsein rufen zu wollen. Sie weckten meine Erinnerung an angenehme, liebevolle Momente. Ich fing an, meine Kindheit mit ganz anderen Augen zu betrachten.
»Das Denkwürdigste, was in dieser Nacht geschah, war, dass ich die Delfine sagen hörte: ›Du kannst auswählen, woran du dich erinnerst. Wähle noch einmal neu!‹ Ich saß auf dem Bett und ihre Worte hallten in meinem Kopf. Die Delfine boten Lebensfreude, ich hingegen bot Traurigkeit. Es erstaunte mich, wie viele Kindheits- und Jugenderlebnisse ich vollkommen vergessen hatte.«
Später erfuhr ich, dass Rebecca, vorsichtig ausgedrückt, zumindest eine sehr ungewöhnliche Kindheit gehabt hatte. Ihr Großvater war ein Vollblutindianer vom Stamm der Cherokee und zog oft wochen- oder monatelang durch die Gegend. Ihr Vater war homosexuell und versuchte seine Sexualität verzweifelt zu verstecken, selbst als Rebecca schon erwachsen war und ihre Eltern geschieden. Rebeccas Vater war reich. Ihre Mutter versuchte sich als Sängerin durchzuschlagen. Die Schulferien verbrachte sie im luxuriösen Haus ihres Vaters. Den Rest des Jahres lebte sie mit ihrer Mutter in relativ ärmlichen Verhältnissen.
»Ich hatte ziemlich viel Spaß in meinem Leben, doch ich war davon überzeugt, dass die Alkoholsucht meines Vaters und die Depressionen meiner Mutter alles andere überschatteten und mein Leben hoffnungslos mit Traurigkeit und Elend verbunden war. Noch erstaunlicher ist, dass mir diese Überzeugung gar nicht bewusst war. Mit der Zeit war diese Sicht zu einem subtilen Teil meiner Einstellung gegenüber der Welt geworden. In dieser Nacht veränderte sich mein Leben. Es dauerte eine Weile, bis ich die Einsicht verinnerlicht hatte und sie ein fester Bestandteil meines Bewusstseins war, doch die tatsächliche Veränderung geschah rasch.«

Während dieser Zeit hatte Rebecca begonnen, eine kleine Gruppe von Menschen zu gefangenen Delfinen in den Keys von Florida mitzunehmen. Dann hörte sie von einem Schwarm wilder, freier Delfine auf den Bahamas. Sie buchte eine Überfahrt auf einem Forschungsschiff, um ihnen zu begegnen. Zunehmend erregt erzählte Rebecca den nächsten Teil ihrer Geschichte.

»Nach einer stürmischen Nacht wachte ich mit demselben Hochgefühl auf wie 1983, als die Delfine mich das erste Mal besuchten. Die anderen Passagiere schliefen noch und erholten sich von der schlaflosen Nacht, in der wir hin und her geschleudert und viele seekrank wurden. Ich hatte im Badeanzug geschlafen, und als ich spürte, wie die Delfinenergie meinen Körper und meinen Geist durchflutete, erhob ich mich schnell und stieg die Leiter an Deck hinauf.

Es war nur ein Mann dort, der Naturforscher der Besatzung. Er bot mir eine Tasse Kaffee an. Es war noch nicht mal sechs Uhr morgens. Ich sagte ihm, die Delfine würden bald auftauchen, ich könnte sie fühlen, und er grinste, rollte seine Augen und schüttelte amüsiert den Kopf. Er beugte sich hinunter, um die Thermoskanne mit dem Kaffee vom Boden hochzuheben, und während er dies tat, sah ich über seinen gebeugten Rücken hinweg mindestens zwölf Rückenfinnen im blauen Wasser. Sie kamen geradewegs auf unser Boot zu.

Ich jauchzte wie ein Kind, rannte zur Reling und deutete auf die Delfine, die immer näher kamen. Da der Forscher Jeans und einen dicken Pullover anhatte, konnte er nicht sofort ins Wasser springen. Die anderen Passagiere waren unter Deck und schliefen fest. Nachdem er mir erlaubt hatte, allein ins Wasser zu gehen, sprang ich mit Maske und Flossen über die Reling. Sobald ich untergetaucht war, umringten mich die Delfine und ich erlebte die ganze Wirkung ihrer unglaublichen Töne. Wie in meinen Träumen wurde ich mitgerissen von einer Welle delfinischer Energien und Melodien. Sie schwammen in schnellen Kreisen unter und über mir und um mich herum. Über eine halbe Stunde lang vergnügte ich mich mit ihnen im Wasser.

Ich war überwältigt vor Glück und verlor jegliches Gefühl für Zeit und Begrenzung. Ich schwamm besser, kräftiger, schneller und länger als je zuvor. Ich fühlte mich weder schwach noch müde. Nie habe ich mich mir selbst näher gefühlt als während dieser dreißig Minuten. Falls es ein Gefühl von »Angekommensein« gibt, dann erfuhr ich es dort. Jahrelange Unzufriedenheit, Traurigkeit, Verwirrung und Orientierungslosigkeit lösten sich auf. Das allumfassende, wache Bewusstsein, das ich während meiner Träume 1983 erfahren hatte, wurde nun zur körperlichen Realität. Unter den wilden Fleckendelfinen in den türkisblauen Gewässern der Bahamas wurde ich neu geboren.«

Nach ihrer ersten halbstündigen ekstatischen Begegnung mit den Delfinen beruhigte Rebecca sich wieder. Kaum hatte sie ihre Gedanken gesammelt, als die Delfine, die sich ruhig neben ihr im Wasser hatten treiben lassen, erneut in Aktion traten.

»Sie sprangen und vollführten die tollsten Kapriolen. Das Wasser schäumte weiß vor lauter Luftblasen, und ich konnte nichts mehr sehen. Doch ich hörte ihre hohen, spitzen Pfeiftöne und Klicks. Das Wasser war voll Leben und Aktivität. Mein Herz platzte fast vor Freude. Ich schwamm wie eine Besessene.

Ich tauchte unter, dann strampelte ich so fest ich konnte, um mich aus dem Wasser zu katapultieren. Ich rollte mich zu einer Kugel zusammen, als ich wieder ins Wasser eintauchte, und schlug unzählige Saltos unter Wasser. Ich quietschte vor Vergnügen und grub mit meinen Händen im Sand auf dem Meeresboden. Ich war völlig außer mir! Der Jubel war unkontrollierbar und dauerte so lange, bis ich völlig außer Atem war. Ich war bis über meine körperlichen Grenzen hinaus erschöpft. Erst dann bemerkte ich, wie weit ich mich vom Boot entfernt hatte. Das Schiff sah ganz klein aus. Ich hatte einen langen Rückweg vor mir.«

Die Delfine begleiteten Rebecca, als sie zum Boot zurückpaddelte. Sie war erschöpft, aber nicht beunruhigt. Die Schiffsbesatzung hatte sie beobachtet. Sie hatten ein Beiboot an Bord und konnten jederzeit kommen und sie holen, wenn sie Hilfe benötigten.

Auf dem Rückweg schwirrte Rebeccas Kopf von den Botschaften der Delfine. Sie sollte zurückkehren und Leute mitbringen. »Wir werden euch mit unserer Anwesenheit beehren«, lauteten die letzten Worte, die sie hörte, bevor sie die Leiter zur Tauchplattform hinaufstieg. Dieses Angebot konnte sie nicht ablehnen. Es war Zeit, ihr Leben zu ändern.

Rebecca gab die Behandlungsmethoden auf, die sie in ihrer Ausbildung zur Psychotherapeutin gelernt hatte. Sie wollte ihren Patienten nicht mehr helfen, indem sie sie leidvolle vergangene Erlebnisse noch einmal durchleben ließ. Rebecca wollte eine Alternative finden, bei der es um Lebensfreude und nicht um Angst ging.

Wir alle werden irgendwann im Leben mit emotionalen Problemen konfrontiert. Rebecca wollte ihren Patienten zu einem Leben voller Lebensfreude – wie bei den Delfinen – verhelfen. Sie beschloss, Gruppen zu den Fleckendelfinen zu bringen, die in den seichten Uferzonen der Bahamas umherzogen, und mit ihnen zu schwimmen. Wendy Huntington und ihr Mann Tony sind nur zwei Beispiele dafür, dass sie die richtige Entscheidung getroffen hatte.

Während ich Rebeccas fesselnden Erzählungen zuhörte, grübelte ich wieder einmal über das unerforschte Territorium delfinischer Energien nach. Der Wissenschaftler in mir leugnete nicht, dass so etwas wie Delfinheilung möglich war, allerdings hatte ich derartige Dinge bisher nur aus der Ferne und zudem sehr zögernd und skeptisch betrachtet. Konnten Rebecca und ihre Fleckendelfine mich und diejenigen, denen ich helfen wollte, in eine andere Realität führen? Zu einer Wahrnehmungsebene, wo Liebe als oberste Maxime galt? Dies schien mir sehr idealistisch. Doch vergangene Erfahrungen hatten mir gezeigt, dass Träume tatsächlich wahr werden, wenn Delfine im Spiel sind. Dies bestätigte sich auch durch die folgenden Ereignisse, als Rebecca mich den Fleckendelfinen auf den Bahamas vorstellte.

Rebeccas Bemerkung, die Delfine hätten Zugang zu einem besonderen Wissen, das wir Menschen seit langem verloren haben, ließ mich nicht mehr los. Wie lautete wohl die Formel, die sie Rebecca mitgeteilt hatten? Enthielt sie vielleicht Hinweise darauf, wie frühere Zivilisationen, zum Beispiel die Ägypter, vor fünftausend Jahren zwanzig Tonnen schwere Steinblöcke mit einer Exaktheit bearbeiten und versetzen konnten, wie es selbst heute trotz allen Maschinen und Technologien nur schwer gelingt? Und was war mit der uralten Zivilisation von Atlantis, welche im Meer versunken sein soll? Wie sich später herausstellte, brachte Rebecca mich auf den Weg, als ich 1997 dieser speziellen Frage vor der Insel Bimini auf den Bahamas nachging (siehe Kapitel »Die Stresslösung«, Seite 132).

Natürlich ahnte ich von alldem noch nichts, als ich 1992 in der öffentlichen Bücherei in Chesterfield saß. Nachdem Rebecca ihren Vortrag beendet hatte, brannte mir nur eine Frage wie eine aufgetankte Rakete kurz vor dem Start in den Weltraum auf den Lippen. »Darf ich einen Blick in die Bücher werfen, in denen du die Informationen der Delfine während deiner luziden Traumphasen aufgezeichnet hast?«

»Nein, Horace, leider nicht«, antwortete sie mit einem entwaffnenden Lächeln. »Du wirst es nicht glauben, aber ich habe sie verloren!«

Der Blick nach Osten

Als ich Rebecca im Jahr 1992 begegnete, hatte ich eigentlich bereits einen wesentlichen Schritt getan, um die Heilkräfte der Delfine ansatzweise zu erklären bzw. sie vollkommen zu verstehen. Wäre ich rein objektiv und streng wissenschaftlich, wie in westlicher Medizin üblich, vorgegangen, hätte ich dies nicht geschafft.

Wie die meisten großen Ereignisse in meinem Leben geschahen die Dinge ohne mein bewusstes Zutun. Manchmal fühle ich mich wie eine Figur in einem Schachspiel, an dem die göttlichen Mächte ihren Spaß haben. Ich wehre mich nicht gegen diese Situation. Ich tue einfach, was sich gut anfühlt, egal welche Argumente dagegen sprechen. Aus irgendeinem Grund – auf den ich keinen Einfluss habe – ist mein Leben seit meiner Begegnung mit Donald und seit ich vertrauensvoll dem Fluss der Dinge folge, zunehmend reicher, aufregender und erfüllter geworden. So musste ich nicht lange nachdenken, als ich gefragt wurde, ob ich im April 1991 an einer Konferenz in einem Kloster in der italienischen Stadt Cortona teilnehmen wollte. Ich sollte einen Vortrag halten und einen Playshop anbieten. Alle Ausgaben würden bezahlt. Der Gedanke an Wein und gutes Essen und Italien im Frühling überzeugte mich schnell, dass eine Absage unklug wäre. Also nahm ich die Einladung für meine Frau und mich dankend an.

Das Angebot war auf die Großzügigkeit eines reichen Schweizer Industriellen zurückzuführen. Seiner Meinung nach hatten die Absolventen und Doktoranden der Schweizer Universitäten eine zu begrenzte Weltsicht. Er wollte ihren Horizont erweitern und finanzierte daher einmal im Jahr ein einwöchiges Treffen, auf dem sie zusammenkamen und sich mit bekannten Experten verschiedener Fachgebiete aus der ganzen Welt austauschen konnten. Die bildenden Künste waren am stärksten vertreten. Als ich die herausragenden Referenzen und Lebensläufe der anderen Redner sah, kam mir der Verdacht, dass jemand ausgefallen war und man mich als »Lückenbüßer« eingeladen hatte. Alle Präsentationen sollten auf Englisch gehalten werden und sich auf ein spezielles Thema beziehen. In dem Jahr hieß das Thema »Metamorphose«. Die Metamorphose einer Raupe in einen Schmetterling war meiner Ansicht nach bereits zur Genüge in zahlreichen Biologiebüchern behandelt worden. Daher entschied ich mich, anhand

von Filmmaterial über die Veränderungen zu berichten, die ich – und andere – während meiner eigenen »Metamorphose« vom Atomphysiker zum Delfinfan durchlief.
Während meinem einstündigen Vortrag zeigte ich auch einen Ausschnitt aus meinem Film über Donald. Ich war bestens in Form. Als ich geendet hatte, erhob sich eine kleine einzelne Person im Publikum. Tränen strömten ihr übers Gesicht.
»Ich heiße Shizuko Ouwehand«, erklärte sie. »Heute Nachmittag sollte ich eigentlich einen Kalligraphie-Workshop halten. Doch ich kann nicht, denn er findet zur selben Zeit wie das Delfin-Seminar von Horace statt. Sein Vortrag hat mich sehr berührt. Er hat auf meinen ›Delfinknopf‹ gedrückt. Ich muss in sein Seminar gehen. Darf ich daher alle, die meinen Workshop besuchen wollten, höflichst bitten, stattdessen zum Delfin-Workshop ... äh, Entschuldigung, Playshop von Horace zu gehen?«
Shizuko kam mit ihren Kalligraphie-Schülern tatsächlich in meinen Playshop. Dies war der Beginn einer Freundschaft, die ich über alle Maßen schätze. Sollte es je einen Delfin in einem menschlichen Körper gegeben haben oder geben, dann ist es Shizuko. Sie zählt zu den warmherzigsten, fröhlichsten und natürlichsten Heilern, denen ich in meinem Leben begegnen durfte. Meine Forschung auf dem Gebiet der Delfintherapie wurde durch sie in hohem Maße bestärkt und gefördert.
Als ich »auf ihren Delfinknopf drückte«, wie Shizuko es ausdrückte, wurde ihr zum ersten Mal ihre tiefverwurzelte Verbundenheit mit den Delfinen bewusst, die seit ihrer Kindheit in ihr schlummerte. Nachdem ihr »innerer Delfin« erst einmal erwachte, konnte Shizuko ihn nicht länger verdrängen. Er sprang buchstäblich aus ihrem Körper nach außen.
Shizuko fühlte sich so stark mit den Delfinen verbunden, dass sie vermutete, dies sei genetisch veranlagt. Ich fragte sie, ob sie schon von Elaine Morgan gehört hatte. Sie verneinte.
Elaine Morgan schrieb das Buch »Kinder des Ozeans«, in dem überzeugend dargelegt wird, dass es in unserer Evolutionsgeschichte eine Phase gegeben hat, während der wir an das Leben im Wasser angepasst waren, bevor wir an Land zurückkehrten. Ich erzählte Shizuko, dass ich diese Theorie vor vielen Jahren mit dem Mann diskutierte, der sie als Erster veröffentlichte, nämlich mit Professor Alister Hardy.
»Sind Delfine und Menschen also wirklich miteinander verwandt?«, fragte Shizuko.
»Es könnte sein, wenn die aquatische Evolutionstheorie stimmt.«

Ich erzählte ihr, dass dieses Thema umstritten war, doch eine solche Verbindung könnte erklären, warum einige Menschen sich so stark zu den Delfinen hingezogen fühlen.
»Es gibt keinen logischen Grund für diese Affinität«, sagte ich. »Manche behaupten, wir fühlen uns zu den Delfinen hingezogen, weil sie lächeln. Aber sie lächeln gar nicht. Ihre Kiefer sind einfach so gebaut. Sie leben in einem für uns Menschen fremden Lebensraum, dem Meer. Delfine ähneln in ihrer Form den Haien. Eigentlich müssten wir Angst vor ihnen haben. Stattdessen lieben wir Delfine instinktiv. Und die Zuneigung beruht auf Gegenseitigkeit.«
»Besteht also vielleicht doch irgendeine genetische Verwandtschaft?«, wollte Shizuko wissen.
Sie fragte auch, ob es irgendeinen anderen Beweis für die anscheinend irrationale Verbundenheit zwischen Mensch und Delfin gäbe. Ich erzählte ihr von einem weiteren Buch, »Mind the Waters: A Book to Celebrate the Consciousness of Whales and Dolphins« (veröffentlicht 1974), das mir viele Denkanstöße gegeben hatte. Es enthielt unter anderem zwei Kapitel über das Gehirn der Delfine. Eines davon stammte von Myron Jacobs, dem ehemaligen Leiter des Meeressäuger-Gehirnforschungszentrums des NewYork-Aquariums. Das andere hatte Peter Morgan geschrieben, der zusammen mit Myron Jacobs das Gehirn der Delfine vermessen und dokumentiert hatte. Jacobs Beitrag trug die Überschrift: Das Gehirn des Wales: Eine anatomische Grundlage der Intelligenz. Außerdem enthielt das Buch einen faszinierenden Abschnitt von Sterling Burnell über die Evolution der Intelligenz der Meeressäuger. Schon seit einiger Zeit weiß man, dass der Fötus in der Gebärmutter die evolutionären Entwicklungsschritte seiner Gattung durchläuft. In Burnells Kapitel waren mehrere Abbildungen von Weißseitendelfin-Embryos zu sehen, die eine erstaunliche Ähnlichkeit mit einem heranwachsenden menschlichen Fötus aufwiesen. Ich kopierte das Kapitel später und schickte es an Shizuko. Dabei markierte ich den folgenden Abschnitt:

> Das Verhältnis zwischen Neocortex und limbischem System ist bei den Delfinen sogar höher als bei einem gesunden, intelligenten Menschen, und gefangene Delfine und Orcas zeigten häufig ein humorvolles, empathisches Verhalten und Selbstkontrolle, die nur wenige Menschen unter denselben Umständen in dem Maße aufbringen würden. Wie Fictelius und Sjolander darlegten, hängen wir Menschen von

> sehr anpassungsfähigen Kulturen ab, in denen die geistige Kapazität größtenteils außerhalb des Individuums liegt, im überlieferten Wissen der jeweiligen Kultur. Im Hinblick auf unser Gehirn und unser Bewusstsein als Individuum sind wir in Wirklichkeit also vielleicht anderen Arten von Lebewesen mit großen Gehirnen unterlegen.

Neben diesem Absatz stand ein fettgedrucktes Zitat: Nach zwölfjähriger Forschungsarbeit mit Delfinen fand ich heraus, dass die Grenzen nicht in ihnen liegen, sondern in uns.
Diese Aussage stammte vom Vater der Delfinforschung, dem Neuroanatomen Dr. John Lilly. Seine Bücher wie zum Beispiel »The Mind of the Dolphin« spielten eine große Rolle bei der Veränderung unserer Sichtweise gegenüber den Delfinen, die bis in den sechziger Jahren des letzten Jahrhunderts im Allgemeinen einfach als tierische Clowns in einer aquatischen Zirkusshow angesehen wurden.
Ich äußerte Shizuko gegenüber die Vermutung, dass die Erkenntnisse von Burnell und Lilly dafür sprachen, dass die Delfine uns vielleicht in gewisser Hinsicht auf der Straße der Evolution überholt haben und wir einiges nachholen müssten.
Durch Shizuko erhielt ich Zugang zu einer vollkommen anderen Gedankenwelt. Als ich ihr erzählte, dass ich die Heilkräfte der Delfine mit meinem Wissen über westliche Medizin nicht befriedigend erklären konnte, fragte Shizuko mich höflich, ob ich meinen Blick schon einmal nach Osten gewendet hätte. »Nein«, antwortete ich ehrlich. Als ich ihr sagte, ich hätte noch nie etwas von »ki« gehört, erklärte Shizuko mir: »Ki ist dasselbe wie Qi.
Qi ist die zentrale Lebensenergie, um die es in der Taditionellen Chinesischen Medizin geht«, fügte sie hinzu.
»Der Taditionellen Chinesischen Medizin (TCM) liegt eine völlig andere Philosophie zugrunde als der westlichen Schulmedizin«, fuhr Shizuko fort. Im alten China bezahlte man einen Arzt dafür, dass er die Patienten gesund erhielt. Gelang ihm dies nicht, bekam er keinen Lohn. Daher war er sehr daran interessiert, seine Patienten immer bei guter Gesundheit zu halten. Mit anderen Worten: Die Chinesen praktizierten Gesundheitsvorsorge.
Shizuko erklärte weitere Unterschiede: »Im Westen lernen die Medizinstudenten an Leichen. Sie sezieren die verschiedenen Organe und erhalten anhand ihrer Beobachtungen ein Bild des menschlichen Körpers. Sie

lernen Pharmakologie, Chemie usw. und nutzen ihr gesammeltes Wissen, um ihre Patienten zu behandeln, häufig mit synthetischen Medikamenten.«
Ich nickte zustimmend.
»Im Osten gehen wir anders vor. Wir lernen mehr über natürliche Heilungsprozesse. Wir fragen zum Beispiel: ›Worin besteht der Unterschied zwischen einem lebenden und einem toten Körper?‹ Die Antwort ist ›Qi‹, die Essenz allen Lebens. Bei der Geburt sind wir erfüllt davon. Qi fließt unser ganzes Leben lang frei durch unseren Körper. Wird dieser Energiefluss jedoch gestört, dann werden wir krank. Deshalb lernen die Medizinstudenten, wie sie den Energiefluss mit Hilfe von speziellen Naturheilmitteln und Akupunktur wieder zum Fließen bringen können.«
Ich hatte schon von Akupunktur gehört, doch alles andere war Neuland für mich.
Shizuko sprach weiter: »Bei der ersten Untersuchung misst der westliche Schulmediziner üblicherweise den Blutdruck mit einem Sphygmomanometer und hört mit dem Stethoskop Herz und Lungen ab. Diese beiden Geräte gehören sozusagen zu den Statussymbolen seiner Praxis. Im Osten erstellt man die Erstdiagnose im Allgemeinen, indem man die Zunge des Patienten betrachtet. Der Arzt lernt, wie man medizinische Störungen anhand von Hunderten verschiedener Zungenbilder identifiziert. Nachdem er so eine provisorische Diagnose gestellt hat, wird der chinesische Arzt wahrscheinlich als Nächstes versuchen, die Energien wieder in einen sanften gleichmäßigen Fluss zu bringen. Dazu verwendet er zum Beispiel Akupunkturnadeln – Statussymbole einer chinesischen Arztpraxis.«
Natürlich war mir klar, dass dies nur eine sehr vereinfachte Darstellung der grundlegenden Unterschiede zwischen östlicher und westlicher Medizin war. Noch deutlicher wurde mir dies, als ich später »Das große Buch der chinesischen Medizin« von Ted Kaptchuk las, in dem alle Aspekte chinesischer Medizintheorie mit den Augen eines wohlwollenden westlichen Beobachters betrachtet werden. Im Osten hat die Behandlung von Krankheiten einen philosophischen Charakter. Krankheit wird als Ungleichgewicht des Körpers angesehen. Ein wesentliches Element östlicher Medizin liegt daher in der Vorstellung, dass ein Teilaspekt nicht getrennt vom Ganzen betrachtet werden kann. Migräne wird zum Beispiel nicht einfach als Problem im Zusammenhang mit dem Kopf, sondern in Beziehung zum ganzen Körper gesehen.
Ein anderes Buch, das mir sehr half, Shizukos Sichtweise zu verstehen, heißt »Chinesische Medizin« von David Eisenberg und Thomas Lee

Wright. Eisenberg, der sein Studium an der medizinischen Fakultät in Harvard absolvierte, schildert darin seine außergewöhnlichen Erfahrungen am Ausbildungszentrum für Traditionelle Chinesische Medizin in Beijing.

Durch Shizukos Erzählungen und die genannten Bücher änderte ich jedoch meine Ansichten gegenüber westlicher Schulmedizin nicht völlig. Vieles hielt ich nach wie vor für wertvoll. So war die westliche Medizin zum Beispiel auf dem Gebiet der Orthopädie herausragend, besonders was hoch technologisierte Diagnoseverfahren wie computergesteuerte Röntgenuntersuchungen anging. Im Westen waren wir Meister im Ersetzen kaputter Hüftgelenke und im Zusammenflicken von Knochenbrüchen. Betrachtete man allerdings medizinische Probleme, die in die Kategorie psychosomatischer Krankheiten fielen und für die möglicherweise die Heilkraft der Delfine erfolgreich eingesetzt werden konnte, schien mir die chinesische Vorgehensweise eine ernsthafte Alternative zu bieten.

Shizuko schlug vor, ich solle ihren Lehrer und Qi-Meister Dr. Nakagawa treffen, um eine Ki-Behandlung hautnah zu erleben. Ich war sofort Feuer und Flamme.

Dr. Masato Nakagawa war – neben seinen Aufenthalten in Japan – immer unterwegs. Er reiste um die ganze Welt und gab überall dort, wo er fühlte, dass es besonders nötig war, Heilungssitzungen, zum Beispiel bei den strahlenkranken Menschen im russischen Tschernobyl. Außerdem leitete Dr. Nakagawa regelmäßig mehrwöchige Kurse in seinem Zentrum für Ki-Heilung in Shimoda auf der japanischen Halbinsel Izu. Seine Patienten nahmen dort an kollektiven Behandlungen teil, und er bildete Interessierte in seiner Heilungsmethode aus.

Dr. Nakagawa war ursprünglich Uhrmacher gewesen und hatte eine Uhrmacherschule für Behinderte gegründet. Als immer mehr elektronische Uhren auf den Markt kamen, erkannte er, dass seine Zukunftsaussichten begrenzt waren. Von seinem Vater hatte er offenbar besondere Heilkräfte geerbt. Daher begann er, sich als Energieheiler auszubilden. Energieheilung war in seiner Heimat fast völlig von der Bildfläche verschwunden, da die Japaner sklavisch der westlichen Schulmedizin folgten.

Dr. Nakagawa kombinierte seine Fähigkeiten als Ingenieur und Designer mit seinen Heilverfahren und widmete sich der Entwicklung und Optimierung von Maschinen, die Ki erzeugten. Damit hatte er großen Erfolg. Seine Anhänger konnten nun nicht nur vom Meister persönlich, sondern auch von beeindruckend aussehenden Ki-Maschinen mit vielen Knöpfen und sich hin und her bewegenden Zeigern behandelt werden. Dies brachte Geld. Dr. Nakagawa bot eine Alternative zu den Methoden westlicher Schulmedizin, die das japanische Gesundheitssystem total beherrschten. Verständlicherweise wurde er daher als Bedrohung angesehen, vor allem als er offen äußerte, westliche Heilverfahren seien häufig unzulänglich und im Allgemeinen auch noch viel teurer als seine Behandlungsmethoden. Die Pharmaindustrie forderte Beweise für seine Behauptungen. Er sollte die Wirksamkeit von Ki wissenschaftlich bestätigen und belegen, dass seine Maschinen tatsächlich Ki erzeugten. Dr. Nakagawa konnte diese Forderungen nicht erfüllen. Außerdem behauptete er, er müsse seine so genannten Hi-Genki-Geräte mit seinem Bewusstsein aufladen, damit sie Ki erzeugten. Nicht verwunderlich, dass seine Widersacher ihn für einen Scharlatan hielten.

Da er seine Behauptungen nicht beweisen konnte, wurde Dr. Nakagawa angeklagt und zu einer Gefängnisstrafe verurteilt. Im Gefängnis setzte er seine Arbeit als Heiler fort und heilte Mitinsassen und Wärter. Sogar die Gefängnisleitung und ihre Familien kamen schließlich zu seinen Heilungssitzungen. Als er aus dem Gefängnis entlassen wurde, war seine Anhängerschaft größer als je zuvor.

Während seines sechswöchigen Gefängnisaufenthaltes entdeckte Dr. Nakagawa, dass er Ki-Energie durch die Wände zu Mitgefangenen in anderen Zellen übermitteln konnte. Diese Erkenntnis brachte ihn auf die Spur der Fernheilung, durch die er Ki an jeden beliebigen Ort auf unserem Planeten senden kann.

Einige Monate, nachdem ich Shizuko das erste Mal getroffen hatte, erzählte sie mir, dass Dr. Nakagawa mich einladen würde, an seinem hundertsten Seminar über Natürliches Heilen in Tokio teilzunehmen und einen Vortrag dort zu halten. Das Seminar fand in einem Raum statt, in dem sich ungefähr dreihundert von Nakagawas Schülern und Patienten drängten, um zu lernen und mit Ki-Energie behandelt zu werden. Alle Altersstufen und die unterschiedlichsten Krankheitssymptome waren vertreten. Vor meinem Vortrag führte Dr. Nakagawa eine Heilbehandlung durch. Ich wurde das erste Mal Zeuge einer solchen »kollektiven Heilungssitzung«, und es war, vorsichtig ausgedrückt, ein ziemlicher Kulturschock für mich. Mit ausgestreckten Fingern deutete Dr. Nakagawa auf die Anwesenden und wedelte mit seinen Armen in der Luft herum. Dazu wurde er von einer sphärischen Musik begleitet. Die Wirkung auf sein Publikum war sofort sichtbar. Alle schlossen ihre Augen. Manche wiegten sich hin und her. Andere bewegten ihre Arme in der Luft wie asiatische Tempeltänzer. Es war eine bizarre Szenerie. Ich war der einzige Westler in einem Raum voller Menschen, die ihren Körper verlassen hatten und in Ekstase waren. Also wartete ich einfach ab.

Während ich so dasaß, erhob sich eine junge Frau von ihrem Stuhl und bahnte sich mit wellenartigen, kreisenden Körperbewegungen einen Weg in meine Richtung. Zuerst wedelte sie mit ihren Händen über das Delfinbild auf meinem Pullover. Dann presste sie ihren Daumen auf den kleinen Stapel mit Delfinbüchern, die auf dem Tisch vor mir lagen. Sie umklammerte ein Buch zwischen Finger und Daumen und verharrte so, bis Dr. Nakagawa seine Behandlung beendet hatte und seine Hand mit einer schnellen Bewegung über ihren Scheitel gleiten ließ. Diese Geste holte sie aus ihrem Trancezustand. Als sie die Augen öffnete, umschlossen ihre Finger immer noch das Buch. Sie konnte sie nicht lösen. Shizuko sagte ihr, sie könne das Buch als Geschenk mitnehmen. Die junge Frau verbeugte sich vor Shizuko und mir, dann ging sie zu ihrem Platz zurück.

Als sie meinen ratlosen Gesichtsausdruck bemerkte, erklärte mir Shizuko, die junge Dame besäße sehr starke sensitive Fähigkeiten und wäre von der Ki-Kraft der Delfine angezogen worden. Diese Kraft gehe weniger von mir oder dem Delfinbild auf meinem Pullover aus, sondern von den Worten und Abbildungen in meinen Büchern.

Als ich später in meinem Hotelzimmer lag, dachte ich darüber nach, ob Abbildungen von Delfinen tatsächlich eigene Heilkräfte besitzen. Traf Dr. Nakagawas Ansicht zu, dass Delfine und Wale von Natur aus Ki ausstrahlen und eine wesentliche Rolle für die Gesunderhaltung unserer Mutter Erde spielen? Mir ging viel im Kopf herum nach dem Erlebnis in Shimoda.

Shimoda – die Suche nach Ki

Die Idee einer Lebenskraft oder universellen Energie, die Shizuko Ki nannte, faszinierte mich. Beim Gedanken an ihre Allgegenwart durchlief mich ein Schauer.
»Falls Ki die Antwort auf die Heilkraft der Delfine ist, dann haben wir das Problem gelöst«, sagte ich triumphierend zu Shizuko. »Wenn es mir gelingt, eine logische, wissenschaftlich belegbare Erklärung für Ki zu finden, wird auch das Heilen mit Delfinenergien eher akzeptiert werden. Wir müssen Forschungsprojekte konzipieren, die Reaktionen der Patienten beobachten und Ki messbar machen. Entscheidend ist, dass wir Ki durch genaue Messungen nachweisen können.«
Shizukos Antwort erstaunte mich. »Warum denkst du, du müsstest Ki messen? Alle wissen, dass es funktioniert. Also muss es doch nicht erst durch Messungen nachgewiesen werden.«
»Dies mag für Japan zutreffen«, erklärte ich ihr. »Bei uns ist das anders. Wir Engländer brauchen Beweise. Echte, handfeste Beweise. Ohne etwas zu messen, können wir es nicht als wahr akzeptieren. Wir sind einfach geistig so programmiert. Es reicht nicht festzustellen, dass heute ein heißer Tag ist. Wir wollen einen Beweis, dass der Tag heiß ist. Wir sind misstrauisch. Es könnte ja sein, dass die Person, die uns sagt, es sei heiß, uns in Wirklichkeit nur einen Kühlschrank andrehen will. Im Fernsehen hören wir ständig, die Welt sei voller Scharlatane und Betrüger. Also wollen wir schon genau – in exakten Zahlen – die aktuelle Temperatur wissen. Dann erst sind wir überzeugt«, sagte ich zynisch.
Das Beispiel war nicht unbedingt ideal, aber es war das Erste, das mir in dem Moment einfiel. Außerdem war es eh überflüssig. Shizuko war mit einem niederländischen Universitätsprofessor verheiratet und kannte die Unterschiede zwischen östlicher und westlicher Kultur.
Sie erteilte mir daraufhin eine kurze philosophische Lektion, deren Grundessenz der Satz war: Je genauer etwas festgelegt werden kann, umso mehr verliert es an Wert.
Derartige Aussagen tat ich als Wissenschaftler zunächst als völligen Blödsinn ab. Damals schien es mir allem zu widersprechen, was ich je gelernt hatte. Mehr noch, es stellte sogar die eigentliche Grundlage der Wissenschaft in Frage.

Doch Shizukos Sichtweise ging mir nicht mehr aus dem Kopf. Immer wieder grübelte ich darüber nach. Ich musste mir eingestehen, dass ich Gefahr lief, dogmatisch zu werden. In der östlichen Kultur gab es eine Menge stiller Weisheiten. Die Erfahrungen des Lebens zeigten mir, dass die Wissenschaft nicht immer eine Antwort parat hatte. Doch ich war nicht der Einzige, der unbedingt einen positiven Beweis für die Existenz von Ki finden wollte. Stephen Rose, ein Dokumentarfilmer des englischen Fernsehsenders BBC, interessierte sich für alternative Medizin und die Möglichkeiten der Delfintherapie. Seine informativen Reportagen erforderten genaueste Recherchen im Vorfeld und konkretes Beweismaterial.

Stephen und ich wussten aus Erfahrung, dass er weit mehr benötigte als anekdotische Belege von Ki und Vermutungen über ihre Verbindung zu den Heilkräften der Delfine. Ansonsten würde die BBC eine Produktion, die in einen ihrer etablierten parawissenschaftlichen Sendeplätze passen musste, nicht ernsthaft in Erwägung ziehen. Die von Stephen Rose geplante Sendung sollte Informationen aus vielen verschiedenen Quellen zusammenbringen. Wir alle freuten uns darauf, sein Konzept umzusetzen. Doch woher sollten wir die für das Projekt nötigen wissenschaftlichen Belege bekommen?

Stephen musste auf jeden Fall an einer Ki-Energiebehandlung teilnehmen. Shizuko hatte eine Idee.

Sie schlug vor, Dr. Nakagawa sollte eine Gruppe aufgeschlossener, aber dennoch skeptischer Europäer davon überzeugen, dass seine Methoden funktionierten. Wenn ihm dies gelänge, so erklärte ihm Shizuko, würde die BBC einen Film über seine Arbeit und die Delfine drehen. Dadurch werde der Ruf der Energieheilung weltweit gestärkt.

Erst einmal geboren, entwickelte sich dieser Plan rasch, und schließlich wurden zwölf Leute, unter denen sich Rebecca Fitzgerald, Stephen Rose und ich selbst befanden, in Nakagawas Klinik nach Shimoda eingeladen. Aufgrund meiner früheren Erfahrungen mit Dr. Nakagawa spürte ich, dass zwischen Ki und den Heilkräften der Delfine eine starke Verbindung bestand. Um diese Verbindung zu erforschen, musste ich Ki und seinen Einfluss bei der Behandlung von Patienten mit schweren gesundheitlichen Problemen noch genauer verstehen lernen. Daher kam mir die Gelegenheit, Dr. Nakagawas Therapie- und Ausbildungszentrum zu besuchen, wie gerufen.

Unsere Unterkunft in Shimoda war typisch japanisch. Wir schliefen auf Futons (japanische Matratzen), die jeden Abend auf Tatamimatten am

Boden ausgerollt wurden. Tagsüber wurden sie wieder aufgerollt und im Schrank verstaut. Die Schlafzimmer waren spartanisch eingerichtet; Waschbecken befanden sich im Gang. Jeden Morgen gab es ein Reinigungsritual, von dem niemand ausgeschlossen war. Für mich war es ein interessantes Beispiel für Hingabe. Selbst peinlich saubere Stellen wurden abgewischt und abgestaubt. Klebeband sorgte dafür, dass selbst hartnäckig liegen gebliebene Haare und kleine Staubkörnchen entfernt werden konnten. Man erklärte mir, dieses allmorgendliche Ritual sei nicht nur ein Zeichen des japanischen Sauberkeitswahns, sondern eine symbolische Handlung, die bedeutet, dass wir alle gleich sind – was wir in den Augen (falls sie welche besaßen) krankheitserregender Bakterien oder Viren, die in dem Gebäude herumlungerten, zweifellos auch waren.

Unsere Unterbringung, nach westlichem Standard eher dürftig, war luxuriös im Vergleich zu den Unterkünften der Patienten, die ihre Futons jede Nacht Seite an Seite in dem Saal entrollten, in dem tagsüber die Heilungssitzungen stattfanden.

Eine laute, fröhliche Gruppe bereitete in der Küche mit Liebe das biologisch-vegetarische Essen zu. Die Zutaten stammten alle von einem Feld, auf dem die Pflanzen auf kleinen Parzellen angepflanzt und sorgfältig von Hand gepflegt wurden. Jeder einzelne Bestandteil wurde wegen seiner besonderen wohltuenden Eigenschaften ausgewählt.

Nach der frühmorgendlichen Zimmerreinigung und einer Stunde Yoga-ähnlicher Übungen gab es Frühstück, das wir auf dem Boden sitzend an niedrigen Tischchen serviert bekamen. Es bestand aus einer wohlschmeckenden Misosuppe, in der mir unbekannte Stückchen und undefinierbare Brocken herumschwammen. Als zusätzliche Beilage gab es dunkelrote, salzige Trockenpflaumen, die, wie man mir versicherte, sehr positive medizinische Eigenschaften besaßen. Man konnte sie in die Suppe tunken oder wie ungekochte Backpflaumen essen.

Die Tage in Shimoda waren vollgepackt mit zahlreichen therapeutischen Anwendungen, die an unterschiedlichen Orten innerhalb des Gebäudes stattfanden. Alle Teilnehmer waren Japaner. Unsere Gruppe durfte an allen Sitzungen teilnehmen, und man stellte uns eigens Dolmetscher zur Verfügung, um die wir uns drängten, während sie uns mit gedämpften Stimmen erklärten, was vor sich ging.

Mindestens einmal am Tag versammelten sich alle im Hauptsaal. Wir Besucher saßen auf Stühlen in einer Ecke, die Japaner saßen im Schneidersitz auf dem Boden. Diese Zusammenkünfte waren gleichzeitig Heilungssitzungen, bei der alle – auch wir – auf dem Boden saßen oder lagen. Sobald die Sitzung begonnen hatte, fingen einige Teilnehmer an, sich zu krümmen und kehlige Laute auszustoßen. Sie husteten geräuschvoll ihre »Fremdenergien« ab, wie Shizuko es formulierte. Diese »Ausscheidung« ihrer Krankheitsursachen wurde häufig von Speichelabsonderung begleitet. Nakagawas Assistenten eilten schnell und geschickt zwischen den Menschen herum und sorgten mit Papiertüchern für Ordnung. Manche Patienten stöhnten und ächzten, andere fuchtelten wild mit den Armen, einige rollten sich am Boden herum. Einer der Patienten war offenbar von der Energie einer Katze besetzt: Immer wieder ließ der herausströmende Geist ein lautes »Miauuu« hören.

Während der Sitzungen schienen sich alle Patienten in einem veränderten Bewusstseinszustand zu befinden. Sie waren sich nicht bewusst, was sie taten. Nakagawa schritt zwischen ihnen umher und ließ Ki durch seine Hände zu ihnen strömen, immer begleitet von einer gleichmäßig fließenden entspannenden Musik.

Unmittelbar vor diesen Massenheilbehandlungen erhoben sich nacheinander einige Patienten und berichteten Dr. Nakagawa und den anderen Teilnehmern, wie sich ihr Gesundheitszustand seit dem Vortag verändert hatte. Dr. Nakagawa hörte jedem wohlwollend und aufmerksam zu. Anschließend kommentierte er das Gesagte kurz, verteilte Ratschläge und Ermunterungen.

Die Japaner glauben, es gäbe weniger Gewalt in der Welt, wenn mehr Menschen sich die Zeit nähmen und einen Sonnenauf- oder -untergang genießen würden. Ich weiß nicht, ob dieser Gedanke bei der Planung des Programms berücksichtigt wurde, jedenfalls fuhr die ganze Gruppe eines Morgens in Bussen an die Küste. Dort versammelten wir uns meditierend am grasbewachsenen Uferstreifen mit Blick aufs Meer. Schweigend beobachteten wir, wie die Sonne am Horizont aufstieg und die glänzende Wasserfläche, aus der kleine Inseln aufragten, in rosiges Licht tauchte.

Als Rebecca und ich später rekapitulierten, was uns der Besuch in Shimoda unterm Strich gebracht hatte, kam mir plötzlich die Erinnerung an die Auswertung einer klinischen Teststudie für ein neues Hustenmittel. Sie fand in einem Krankenhauszimmer voller Patienten mit chronischer Bronchitis statt. Wir befestigten Mikrophone an ihrem Hals und nahmen auf Kassetten auf, wie häufig sie vor und nach Einnahme des Medikaments husteten. Es handelte sich um einen doppelten Blindversuch, das heißt, weder die Ärzte noch die Patienten wussten, welches Mittel den Teststoff enthielt. Selbstverständlich hofften wir, dass unser neues Wundermedikament nach der Analyse aller Daten sämtliche hustenstillende Eigenschaften aufweisen würde, nach denen wir suchten. Rebecca und ich waren uns einig, dass es völlig unmöglich war, die Geschehnisse in Shimoda einer ähnlichen quantitativen Analyse zu unterziehen.

Aus diesem Grund änderte ich auch meine Ansicht hinsichtlich einer Fernsehdokumentation zu diesem Thema. Ich sah einfach keine Möglichkeit, eine differenzierte Sendung zu produzieren, die – selbst mit den besten Absichten und Inhalten – nicht Zyniker auf den Plan rufen würde, die meine Beobachtungen und Erlebnisse verächtlich abtun würden.

Für mich war der Besuch in Shimoda äußerst lohnenswert und wertvoll. Ich erhielt eine größere Einsicht und ein viel besseres Verständnis für die östliche Auffassung der Medizin. Im Westen legen wir größten Wert auf Spezialisierung und konzentrieren uns hauptsächlich auf lebensrettende und -verlängernde Maßnahmen.

Der Besuch half mir auch, Parallelen zwischen den Heilmethoden in Dr. Nakagawas Klinik und einem möglichen heilenden Einfluss von Delfinenergien zu ziehen. Ich war sicher, dass Dr. Nakagawa hundertprozentig und mit ehrlicher Überzeugung an seine Methoden glaubte. Seine Patienten profitierten von ihrer Therapie. Er bot ihnen Hoffnung, nicht Unsterblichkeit. Neben Ki, untrennbar damit verbunden, gab er seinen Patienten Liebe und Lebensfreude – beides auch wesentliche Bestandteile der Delfintherapie. Dr. Nakagawa und seine Patienten akzeptierten den Tod als Möglichkeit. Dies wurde mir bewusst, als ich sein Therapiezentrum einige Jahre später zum zweiten Mal besuchte. Kurz bevor ich meinen Vortrag über Delfine hielt, starb ein schwerkranker Patient. Als die Angehörigen kamen, um ihn abzuholen, äußerten sie ihre große Freude darüber, dass es ihm vergönnt gewesen war, seine letzten Stunden bei Dr. Nakagawa zu verbringen. Sie sagten, dies hätte ihn auf seine bevorstehende lange Reise vorbereitet. Wie viele Japaner glaubten sie, dass ihr geliebter Verstorbener ein Stern am Himmel würde.

Kürzlich hörte ich einen Astrophysiker darüber sprechen, dass es mehr Sterne im Kosmos gibt als Sandkörner auf der Erde. Die japanische Vorstellung ist also zahlenmäßig gar nicht so unwahrscheinlich, wie es auf den ersten Blick scheinen mag! Berücksichtigen wir zudem den uralten Glauben, dass Delfine die Seelen der Toten in die nächste Welt tragen, dann ist die Aussicht auf den Tod nicht mehr mit Traurigkeit, sondern mit freudiger Erwartung verbunden.

Delfin-Therapiezentren

Im Jahr 1992 war ich zur Eröffnung eines neuen MIND-Zentrums in einer alten umgebauten Druckerei in Scunthorpe, Lincolnshire, eingeladen. MIND ist eine Wohltätigkeitsorganisation, die Menschen mit mentalen Problemen, besonders aber Depressiven, hilft. Als Erstes bietet MIND allen Betroffenen ein offenes, wohlwollendes Ohr und eine individuelle Beratung in einem vertrauenserweckenden, herzlichen Ambiente – wesentliche Voraussetzungen im Umgang mit Menschen, deren Selbstvertrauen auf einen Tiefstand gesunken ist. Daraufhin folgt im Allgemeinen ein tiefer gehendes Gespräch, häufig mit Personen, die selbst Ähnliches durchlitten haben und daher die Angst mancher Hilfesuchenden aus erster Hand kennen. Die Arbeitsweise der Organisation beeindruckte mich sehr.

Nach der Eröffnungszeremonie begann sich in mir eine Idee zu formen. War es möglich, das Konzept von MIND weiterzuentwickeln und die Heilkräfte der Delfine einzubinden? Ich sah darin eine ideale Gelegenheit, das von mir so bezeichnete Schneemann-Prinzip umzusetzen. Dieses Prinzip definiere ich folgendermaßen:

> Wirf deine Ideen – deinen Schneemann – in Form von Gedankensamen hinaus ins Universum. Aus diesen Gedankensamen bilden sich Schneeflocken, die sich irgendwann niederlassen und zu einem Schneemann werden. Der Schneemann, der schließlich von selbst entsteht, unterscheidet sich häufig von deinem ursprünglichen Bild. Doch er stellt mit Sicherheit immer die bessere Lösung dar.

Meine Gedankensamen formten sich zu einer Publikation, die an die Mitglieder von International Dolphin Watch und andere Interessierte verteilt wurde. Sie erschien unter dem Titel »Delfin-Therapiezentren: Eine Vision für die Zukunft« . Das Deckblatt der Publikation erstrahlte in einem kräftigen Blau – ein glücklicher Zufall, denn sie hatte gewissermaßen eine ähnliche Aufgabe wie die Gesetzesentwürfe der Regierung, auch »blaue Dokumente« genannt. Mein blaues Dokument begann mit folgender Erklärung:

Der vorliegende Bericht ist weder ein Gesamtkonzept noch ein detaillierter Entwurf. Er soll vielmehr die Grundlagen möglicher Delfin-Therapiezentren (DTC) umreißen. Auch wenn keine eigenständigen DTC geschaffen werden sollten, möchten wir durch die Freigabe der Idee zur öffentlichen Diskussion erreichen, dass vielleicht einige der enthaltenen Prinzipien in neu geplanten Therapiezentren umgesetzt oder in bestehende Einrichtungen, die einige der hier vorgestellten Ideen bereits praktizieren, integriert werden.

Im Anschluss daran folgte eine Zusammenfassung:
Wir haben erkannt, dass Delfinbegegnungen depressiven Menschen helfen können, und möchten daher spezielle DTC gestalten. Gefangene Delfine werden nicht eingesetzt. Stattdessen gibt es Becken, in denen die Erfahrung, mit einem Delfin im offenen Meer zu schwimmen, künstlich nachempfunden wird. Dieser so genannte Delfin-Therapiepool bildet das Zentrum jedes DTC. Zudem werden psychologische Beratung und zusätzliche Komplementärtherapien angeboten. Die Patienten sollen dazu motiviert werden, ihr künstlerisches Talent zu entdecken und zu entfalten.
Die DTC erfüllen viele verschiedene Zwecke. Unter anderem sollen sie eine Anlaufstelle für die zunehmende Anzahl an Menschen sein – schätzungsweise einer von zehn in England –, die während ihres Lebens irgendeine Form von psychiatrischem Beistand benötigen. Außerdem sollen sie Vorurteile im Zusammenhang mit psychischen Krankheiten abbauen. Dies kann dadurch erreicht werden, dass die Betroffenen ihr Selbstvertrauen zurückgewinnen und in die Lage gebracht werden, einen sinnvollen Beitrag zur Gesellschaft leisten zu können.
Einnahmen aus den kreativen Tätigkeiten der DTC-Patienten werden zum Schutz der Delfine verwendet.
Das DTC soll ein öffentliches Beispiel für eine tolerante und empathische Gesellschaft sein, die sich um individuelle menschliche Bedürfnisse ebenso kümmert wie um das Überleben und das Wohlergehen anderer Spezies.
Durch die Verbindung zu den Delfinen profitieren Menschen mit psychischen Krankheiten von der spirituellen Energie der Delfine, die seit uralten Zeiten Hoffnung, Lebensfreude und Liebe in sich trägt.

Die von mir vorgeschlagenen Zentren sollten ihre Besucher in erster Linie mit allem versorgen, was sie zur Überwindung ihrer Krankheit und der damit verbundenen Probleme benötigen. Ich hoffte, dass sie einen Weg zurück in normale gesellschaftliche Bahnen finden würden, sobald ihre Selbstachtung gestiegen war. Kunst sah ich in diesem Prozess als eines der wichtigsten Hilfsmittel an. Daher sollten die geplanten Zentren den Besuchern Raum bieten, alle möglichen künstlerischen Begabungen zu entfalten. Neben Malerei sollte die Möglichkeit zum kreativen Schreiben, Bildhauen, Tanzen, Musizieren und auch zum Kochen bestehen. Letzteres ist in meinen Augen kreativ und künstlerisch zugleich. Die Zentren sollten eine heimelige, herzliche und wohltuende Atmosphäre ausstrahlen. Sie würden eine Cafeteria, einen Fitnessraum, eine Bücherei und ein Musik- bzw. Fernsehzimmer beinhalten und einen zusätzlichen Raum für Beratungsgespräche (in Anlehnung an das MIND-Zentrum in Scunthorpe). Andere Räumlichkeiten sollten für medizinische Untersuchungen und unterstützende Begleittherapien, zum Beispiel Aromatherapie, Reflexzonenmassage, Hypnotherapie usw. sowie als Unterrichtsräume für künstlerische Tätigkeiten und Theaterspielen zur Verfügung stehen. Der Unterricht sollte von Kunstpädagogen in Teilzeit, Therapeuten und Ärzten erteilt werden.
Die Delfin-Therapiezentren sollten zu einem freundlichen Treffpunkt werden, an dem Menschen mit psychischen Problemen unkompliziert Hilfe finden. Aus diesem Grund schlug ich vor, sie in städtischen Regionen anzusiedeln, wo normalerweise viele Menschen zusammenleben. Außerdem hatte ich das Gefühl, sie müssten in alten Gebäuden untergebracht sein, damit Menschen, die harte Zeiten erlebt hatten, einen leichteren Bezug zu ihnen bekamen.
Meiner Meinung nach besaß die künstlerische Tätigkeit für manche rein therapeutischen Wert. Andere jedoch besaßen echtes Talent und wollten es entwickeln. Für sie sollten entsprechende Maßnahmen getroffen werden, damit sie ihre Werke auch verkaufen konnten. Äußere Anerkennung und Erfolg bei diesen und ähnlichen Tätigkeiten stellten für mich einen äußerst wichtigen Faktor dar, der die Basis aller DTC bilden sollte. Zudem hatte ich das Bedürfnis, den Delfinen etwas zurückzugeben. Ich wollte nicht nur von ihnen nehmen. Deshalb schlug ich vor, die Einnahmen und Spenden nicht allein für die Unterstützung der Menschen zu verwenden, sondern auch zum Schutz der Delfine. Das Geld sollte in die Einrichtung von Beobachtungs- und Informationszentren an Orten fließen, an denen

ein direkter Kontakt zu wilden Delfinen möglich war. Besucher könnten dort viel über Delfine erfahren und dadurch zu einem respektvollen Umgang mit ihnen motiviert werden. Außerdem sollten Delfinschutzprojekte, zum Beispiel die Suche nach Methoden, um Wale und Delfine von Treibnetzen fernzuhalten, und das Überzeugen der Fischer, eine tolerante und achtsame Haltung den Meeressäugern gegenüber einzunehmen, finanziell unterstützt werden.

Ich wollte einen Kreislauf entstehen lassen, in dem Delfine Menschen helfen, die Delfinen helfen ...

Mit diesem Konzept zirkulierender Delfinenergie hoffte ich, dass die DTC den Weg zu einer Gesellschaft ebnen könnten, in der Menschen die Bedürfnisse aller Lebewesen ebenso wie die ihrer Mitmenschen respektierten und sich dafür einsetzten.

Jedes Mal, wenn ich den Namen »Delfin-Therapiezentrum« erwähnte, dachten die Leute, ich spräche von gefangenen Delfinen. Daher musste ich eindeutig klarstellen, dass dies nicht der Fall war. Alle Delfine haben das Recht auf ein freies Leben in ihrem natürlichen Lebensraum. Kein einziger Delfin würde für ein DTC gefangen und eingesperrt werden. In den geplanten Delfin-Therapiepools sollten die Magie und die Lebensfreude bei Begegnungen mit wilden Delfinen, die freiwillig im offenen Meer den Kontakt zum Menschen suchen, künstlich erzeugt werden.

In dem Bericht schilderte ich meine eigenen unmittelbaren Beobachtungen, dass das Schwimmen mit Delfinen tiefe emotionale Blockaden zu lösen scheint. Die Delfine vermitteln allen, die direkt oder indirekt Kontakt zu ihnen haben, das Gefühl, etwas Besonderes zu sein. Offenbar stellen sie die Selbstachtung und das Selbstvertrauen der Betreffenden wieder her. In meinen Augen lag darin vielleicht ihr größter Beitrag, um depressiven Menschen zu helfen. Außerdem beobachtete ich, dass die Menschen unterschiedlich auf die Delfine reagierten und dass der durch die Delfine ausgelöste Heilungsprozess immer in Verbindung mit anderen Behandlungsmethoden erfolgte. Daher sollte die Delfintherapie in den DTC meiner Ansicht nach mit konventionellen und/oder ergänzenden Verfahren kombiniert werden. So können Hilfesuchende die für ihre Persönlichkeit und Bedürfnisse am besten geeignete Kombination herausfinden.

Abschließend äußerte ich die Vermutung, dass frühere Zivilisationen höchstwahrscheinlich um die Heilkraft der Delfine wussten. Auch wenn das Konzept der DTC neu war, holte ich eigentlich nur lange bekanntes Wissen aus uralten Zeiten sowie von den Aborigines wieder ans Tages-

licht, um es neu zu entdecken. Nachdem ich meine Gedankensamen in Form dieser IDW-Publikation ins Universum geworfen hatte, war ich mir ziemlich sicher, dass es mindestens zehn Jahre dauern würde, bevor schließlich ein Schneemann daraus wurde.
In diesem Punkt lag ich allerdings völlig falsch.

Delfin-Heilungszentrum

Shizuko und Dr. Nakagawa waren dafür verantwortlich, dass ich den voraussichtlichen Zeitplan für die Einführung von Delfin-Therapiezentren völlig falsch einschätzte. 1992, weniger als ein Jahr nach der Veröffentlichung meines Entwurfs, erkannte ich, dass das Heilen mit Delfinenergien sich wie eine Rakete verbreitete. Ich hatte vermutet, es würde Jahre dauern, bis die Vorstellung davon ins Bewusstsein der Menschen gedrungen sein würde. Ich fragte mich, welche geheimnisvollen unbekannten Kräfte diese Entwicklung so schnell vorantrieben.

Zur selben Zeit, als ich mein Konzept veröffentlichte, wurden Dr. Nakagawas Methoden in weiten Teilen Japans angewandt. Der Priester Kokyo Ishizaki war für das Gyokuryuin des 1294 in der alten japanischen Hauptstadt Kyoto gegründeten Myoren-ji-Tempels verantwortlich. Er zählte zu jenen, die sich für die Anwendung und Weiterentwicklung von Dr. Nakagawas Verfahren entschieden hatten.

In den frühen Nachkriegsjahren bildete der Tempel das Zentrum einer eng verbundenen lokalen Gemeinschaft. Wie in England und überall auf der Welt führte die schnelle sozio-ökonomische Entwicklung später zu sinkenden Geburtenzahlen pro Familie sowie einem Rückgang der Besucher des Tempels. Als Folge davon musste der Kindergarten im Gyokuryuin, der von Kokyos Frau Konoe geleitet wurde, geschlossen werden. Kokyo und Konoe besaßen drei Kinder. Ihre Tochter Aiko litt wie Konoe unter Depressionen. Außerdem hatte Konoe eine Form von multipler Sklerose (MS), was ihre Koordinationsfähigkeit und ihren Gleichgewichtssinn beeinträchtigte. Konoe reagierte sehr positiv auf Nakagawas Energiebehandlungen. Sie wurde nicht vollständig geheilt, doch ihr Zustand besserte sich wesentlich. Daher installierten sie zwei von Nakagawas Hi-Genki-Geräten im ehemaligen Kindergarten und machten sie allen Besuchern des Tempels zugänglich.

Kurz nachdem ich Shizukos »Delfinknopf« ausgelöst hatte, besuchte sie den Tempel und aktivierte ihrerseits den »Knopf« des Priesters. Dabei stieß sie unbewusst auf eine lange Tradition japanischer Buddhisten, die die Meeressäuger schon immer besonders verehrten. Wenn ein Wal strandete und starb, führten die Priester früher eine spezielle Zeremonie am Strand aus, um seine Seele sicher in den Ozean zurück zu geleiten.

Diese spirituelle Verbindung wurde in Japan Jahrhunderte lang von einer kleinen Gruppe am Leben erhalten, trotz der in der übrigen Welt vorherrschenden Einstellung, nach der Wale vom Menschen unbegrenzt ausgebeutet werden durften.
Das Ausmaß der Walfangindustrie – Delfine sind kleine Wale – kommt nirgends deutlicher zum Ausdruck als in Heathcote William's wunderschön illustriertem Gedichtband »Kontinent der Wale«. Am Schluss seines zutiefst bewegenden Appells schreibt der Dichter:

> Im Koganji-Tempel in der Provinz Yamaguchi
> Hat man den toten Walen Grabmäler errichtet.
> Sie schauen aufs Meer hinaus,
> damit die Wale, so dachte man, ihre Toten verehren können.
> Eine Inschrift besagt:
> »Ihr Wale, die ihr diese Welt verlassen habt,
> wir werden euer Andenken in unseren Herzen bewahren, auch wenn ihr nicht in diese Welt zurückkehren könnt.«
> In Arikawara gibt es eine Gedenkstätte für sechshundert Wale;
> Im Chudoji-Tempel von Muroto steht ein Altar für tausend Wale.
> Jedes Jahr findet in Yamaguchi eine Zeremonie für die Seelen der Ungeborenen statt,
> und um den Fluch aufzuheben, der auf uns Menschen lastet, weil wir so viele Wale getötet haben.

Nach der Veröffentlichung meines Konzepts dachte ich nicht im Entferntesten an die Möglichkeit, ein Delfin-Therapiezentrum in Japan zu eröffnen. Rückblickend liegt es jedoch nahe, Ki und die buddhistische Tradition zusammenzubringen. Shizuko säte das entsprechende Gedankengut bei Kokyo und seiner Frau aus, wo es sich rasch entwickelte.
Im November 1993 eröffneten Rebecca, Shizuko und ich, zusammen mit vielen anderen, offiziell ein Ki-und-Delfin-Heilungszentrum in Japan.
Die Halle, in der sich früher die Kinder versammelten und spielten, war ungefähr so groß wie ein geräumiges Klassenzimmer. Sie schloss unmittelbar an den Wohntrakt des Priesters und seiner Familie an. Wir wohnten alle in einem Gästehaus auf dem Tempelgelände, eine einfache Unterkunft für Pilger und Besucher. Jeder erhielt eine kleine Schale, ein winziges Handtuch und ein Stück Seife für den Besuch in einem öffentlichen Bade- und Waschhaus einige Straßen entfernt. Der Weg zu den

Schlafräumen führte am »Steingarten der Sechzehn Arhyats« vorbei, einem typisch japanischen Garten mit Wasserspielen. Es war ein wunderbar stiller Ort zum Entspannen und Meditieren.
Wie in japanischen Wohnungen üblich ließen wir unsere Straßenschuhe in Fächern am Eingang stehen und schlüpften in leichte Pantoffeln. Der Tempel beherbergte viele wertvolle Gegenstände, zum Beispiel zweiundvierzig Kalligraphietafeln und Meisterwerke der Hasegawa-Schule. Die Rollbilder von säuberlich zurechtgestutzten Bäumen und fernen Bergen hingen in Räumen auf unserem Weg zu den Schlafsälen.
Vor der Eröffnungszeremonie nahm ich am Morgengottesdienst in der nahen Gebetshalle teil. Von innen sah sie aus wie eine große, reich geschmückte Kirche mit wundervollen Wandbehängen. Das warme gelbe Licht der flackernden Kerzen wurde von der goldglänzenden Ausstattung reflektiert. Es hatte etwas sehr Geheimnisvolles.
Der Gottesdienst wurde von einem Priester in feierlicher Robe gehalten. Die alten Rituale mit ihren Gesängen und den tiefen widerhallenden Tönen eines riesigen Messinggongs, der mit einem schweren Holzhammer zum Klingen gebracht wurde, schienen lang vergessene Erinnerungen zu wecken. Tief in mir lösten sich die scharfen Kanten der Realität in eine andere Ebene auf. Eine Zeitlang befand ich mich in einer Welt, die über meine irdische Existenz hinausging.
Das Ki-und-Delfin-Heilungszentrum war getrennt von der Gebetshalle, in der die religiösen Gottesdienste stattfanden. Der große einzelne Raum besaß eine ganz eigene Atmosphäre. Die Wände des Delfin-Heilungszentrums schmückten Delfinbilder. Es besaß eine sehr friedliche Ausstrahlung, war aber deutlich spürbar im Hier und Jetzt verankert. Die Gebetshalle sprach die Seele an. Im Gyokuryuin der Tempelanlage ging es um geistige Belange.
Eine taubstumme Frau, die von ihrem Mann verlassen worden und deren vierzehnjähriger Sohn gewalttätig und kriminell war, befand sich unter den ersten Hilfesuchenden vor der offiziellen Eröffnung. Sie war schwer depressiv und schilderte ihr Problem in einem Brief an Shizuko. Irgendwie verstand Shizuko, was die Frau ihr durch Zeichensprache klar machen wollte, und bald tauschten die beiden sich wild gestikulierend aus. Nach kurzer Zeit bedeckten japanische Schriftzeichen, in unglaublicher Geschwindigkeit auf kleine Papierfetzen gekritzelt, den Boden, auf dem sie saßen. Es wurde rasch deutlich, dass das Problem nicht nur die Mutter betraf. Auch ihr Sohn benötigte Hilfe.

Der Sohn, ein missmutiger Teenager, reiste mit seiner Mutter zur Eröffnungsfeier an diesem Abend an. Es war interessant, die schrittweise Veränderung seines Verhaltens zu beobachten. Anfangs wollte er nirgends teilnehmen. Am Ende des Abends ließ er sich zaghaft von der allgemeinen Fröhlichkeit anstecken. Bisher hatte er immer heftig widersprochen, wenn es hieß, er hätte Hilfe nötig. Bei der Abreise willigte er ein, zu einem späteren Termin mit seiner Mutter wiederzukommen, um sich von Kyoko und seiner Frau mit Ki und Delfinenergien behandeln zu lassen.
Leider gab es keinen Delfin-Therapiepool, den ich ursprünglich als Hauptelement eines DTCs gedacht hatte, so dass Mutter und Sohn keine Delfintherapie im Pool erleben konnten. Doch sie durften sich in einer heilenden Umgebung aufhalten, in der sie hoffentlich die Sicherheit fanden, die ihren psychischen Problemen zugrunde liegenden, tiefen emotionalen Themen anzuschauen. Da die Mutter taubstumm war, mussten sie sich mit Hilfe von Schrift und Zeichensprache verständigen. Ich fragte mich, ob diese Kommunikationsform nicht mit Sorgfalt und liebevollem Verständnis in Malerei und Tanz umgewandelt werden könnte. Würde es mit Hilfe der Kunst gelingen, die Kluft zwischen Mutter und Sohn zu überwinden? Auch wenn es vielleicht nur mein Wunschdenken war, so hatte ich doch das Gefühl, dass durch die Bereitschaft des Sohnes, zurückzukehren, zumindest der erste Schritt in Richtung Heilung gemacht worden war.
Nach der Eröffnung fanden in dem Zentrum öffentliche Informationsveranstaltungen statt, die in der lokalen Presse angekündigt wurden. Meistens standen einige Besucher im Mittelpunkt, zum Beispiel Shizuko, die vor den Anwesenden ihre Arbeit präsentierte. In den Pausen blieb Zeit für individuelle Beratungsgespräche und Behandlungen.
Das Ki-und-Delfin-Heilungszentrum wurde außerdem zu einer Quelle für Delfin-Musik und Delfin-Kunst aus der ganzen Welt. Vergangene Traditionen verbanden sich dabei mit Werken der Gegenwart. Der Priester, selbst sehr künstlerisch begabt, entwarf ein Logo in Form von zwei sich küssenden Delfinen, deren Umrisse in der Mitte ein Herz bildeten. Ein Delfin hatte seinen Schnabel geöffnet, der andere geschlossen – ein Symbol für die Hunde Yin und Yang, die am Eingang vieler Shinto-Heiligtümer zu finden sind, um böse Geister abzuwehren.
Der Aufenthalt im Delfin-Zentrum von Kyoto vermittelte Besuchern wie mir einen Einblick in die japanische Psyche, den ich als Tourist nie erhalten hätte. Shizuko machte mich zudem mit anderen Aspekten der japani-

schen Kultur vertraut. Dadurch konnte ich die hohe Anerkennung, die Ki- und Delfinenergien überall genossen und die ich als unwissender Westler nie erwartet hätte, besser verstehen.
Shizuko nahm uns zu zweien ihrer Brüder mit. Sie waren Missionare des neuen Oomoto-Ordens in der Nähe von Kyoto, der auf der Shinto-Tradition basierte.
Die Oomoto-Lehre, die im Vorkriegs-Japan zwei Millionen Anhänger besaß, wurde 1892 von Nao Deguchi, einer Bäuerin mittleren Alters und Analphabetin, niedergeschrieben. Sie bekam den Auftrag, durch automatisches Schreiben die Worte einer inneren Stimme festzuhalten. Die Botschaft begann mit dem Satz: »Die Neue Welt wird erblühen wie der Pflaumenbaum am Ende eines langen Winters.« Sie sagte voraus, dass für die ganze Welt bald ein neues Zeitalter von Liebe und Harmonie anbräche. Onisaburo Deguchi, ein außergewöhnlicher Mann, der neben vielen anderen bewundernswerten Leistungen einundachtzig Bände mit Schriftkunst niederschrieb, sah seine Berufung darin, ihr bei der Erfüllung der Prophezeiung zu helfen. Onisaburo war der Ansicht, dass alle Religionen von einem einzigen göttlichen Wesen ausgingen. Im Jahr 1925 richtete er eine Vereinigung ein, die so genannte Jinrui Aizenkai oder ULBA (Universal Love and Brotherhood Association, dt. Vereinigung für universelle Liebe und Brüderschaft), mit dem Ziel, alle Religionen zusammenzuführen und die Menschen in gegenseitiger Liebe zu vereinen und ewigen Frieden zu erreichen.
Dieses Ideal stand in krassem Gegensatz zu der Regierungspolitik seines Landes, das sich auf den Krieg vorbereitete. 1936 wurden die meisten Gebäude und Heiligtümer der Oomoto-Anhänger gesprengt. Doch ihre Ideale überlebten. Nach dem Krieg fiel die Aufgabe, die Ziele weiter zu verfolgen, an den dritten geistigen Führer der Oomoto-Lehre: Madame Naohi Deguchi. Sie erkannte den großen Wert der künstlerischen Werke ihres Vaters. Auf Betreiben von Shizukos Ehemann, Kees Ouwehand, wurde 1972 die Ausstellung »The Art of Onisaburo Deguchi and His School« (dt. Die Kunst von Onisaburo Deguchi und seiner Schule) in Paris eröffnet. Von dort aus wurde sie in ganz Europa und Nordamerika gezeigt, zum letzten Mal im Jahre 1975 in San Francisco.
James Morton, Dekan der Kathedrale in New York City, war der Erste, der den Begriff »New Age« benutzte, um das harmonische Zusammenspiel verschiedener Religionen zu umschreiben. Ein aktives Beispiel dafür war seine Erlaubnis an Madame Naohi Deguchis Sohn Kyotaro Deguchi, der

mit der Kunstausstellung seines Vaters durch die Welt reiste, eine Shinto-Zeremonie in seiner Kathedrale abzuhalten.
1992 konnte Naohi Deguchi sich endlich den Traum eines Hauses in Oomoto erfüllen, in dem alle Religionen zu Gottesdiensten zusammenkommen konnten. Bei der Eröffnung versammelten sich Würdenträger aller Religionen aus der ganzen Welt in der »Halle der Unsterblichen« (Choseiden), so der Name des Hauses.
Kurz darauf zeigte man unserer Gruppe – die schon in Shimoda zusammen gewesen war, um mehr über Ki zu erfahren – die Überreste der alten Gebäude und lud uns zu einem Gebet und zur Teilnahme an religiösen Zeremonien in der neuen »Halle der Unsterblichen« in Oomoto ein. Außerdem wurden wir in die gefühlvollen Feinheiten traditioneller japanischer Teezeremonien eingeweiht.
Nach unserer Abreise verstanden wir viel besser, warum die Japaner neue Ideen, wie zum Beispiel die Heilung mit Delfinenergien, ohne Zögern übernahmen und darin keinen Widerspruch zu uralten Glaubensgrundsätzen und Traditionen sahen. Vor meinen Reisen nach Shimoda, Kyoto und Oomoto hatte ich die Japaner als eingefleischte Konsumenten angesehen, was sie auch waren. Die japanische Ethik hieß: produzieren, benutzen und wegwerfen, und dies in schneller Abfolge. Wiederverwendung oder Umweltschutz fand wenig bzw. gar keine Beachtung. Nach meinen Besuchen wurde mir bewusst, dass die Japaner zu tiefgreifenden Veränderungen fähig waren, und dass diese Veränderungen auch stattfanden.
Zwei Jahre später waren Shizuko und ich vom Bürgermeister der Stadt Hitachi zu einem Vortrag anlässlich einer großen öffentlichen Unterhaltungsveranstaltung eingeladen. Hitachi war durch die Produktion von Konsumgütern sehr reich geworden. Beim gemeinsamen Abendessen vertraute der Bürgermeister mir an, dass er zunächst gar nicht für das Amt kandidieren wollte, da er dachte, seine Einstellung im Zusammenhang mit Umweltschutz und der Entwicklung hin zu einer rücksichtsvollen, spirituellen Gesellschaft wären viel zu radikal für eine Stadt, die auf ständig steigendem Konsum begründet war. Doch zu seiner großen Überraschung wurde er mit überwältigender Mehrheit gewählt. Er setzte sich vor allem für die Belange von körperlich und geistig behinderten Menschen ein. Daher lud er uns ein, nachdem er von dem Ki-und-Delfin-Heilungszentrum in Kyoto gehört hatte.
Am Schluss unseres Vortrages in Hitachi kamen der Priester, seine Frau und ihre Tochter auf die Bühne. Sie verteilten in aller Eile vervielfältigte

Kopien des Delfinliedes »Iruka No Uta«, das Konoe Ishizaki für die Eröffnungsfeier des Ki-und-Delfin-Heilungszentrums komponiert hatte, an die dicht gedrängte Menge in dem riesigen Saal. Unter der Leitung von Shizuko sangen alle gemeinsam ein Lied über die Liebe der Delfine. Gleichzeitig tanzten Wale und Delfine in einer spektakulären Lasershow über die Rückwand der Bühne. Als ich später darüber nachdachte, fragte ich mich, ob vielleicht die Japaner – und nicht die Engländer, Deutschen oder Amerikaner – unsere Welt zu mehr Spiritualität führen und damit in meinen Augen die nächste größere Phase in der Evolution unserer Zivilisation einleiten werden.

1996 fühlte ich, dass die Zeit reif war, für alle an Delfintherapie Interessierten ein Seminar zu veranstalten. Mit Hilfe von Kath Huddlestone von der Spiritual Venturers Association, einer Veranstaltungsorganisation für alternative und spirituelle Events, organisierten wir eine Konferenz zum Thema Delfinheilung in London. Dort sollten Menschen zusammenkommen, die unter verschiedenen Gesichtspunkten mit Delfinenergien arbeiteten. Wir wollten ihnen ein Forum bieten, gegenseitig Ideen auszutauschen und zukünftige Projekte zu planen.
Die Konferenz fand am 30. Juni 1996 im Regent's Park College im Herzen Londons statt. Die Teilnehmer kamen aus der ganzen Welt. Die meisten hatten persönliche Krisen hinter sich und mit Hilfe der Delfine einen Weg gefunden, damit zurechtzukommen. Es wurde gelacht und geweint. Die Veranstaltung war für alle Anwesenden eine sehr emotionale Erfahrung, wenn auch von unterschiedlicher Intensität. Es war unmöglich, völlig objektiv zu bleiben. Wieder einmal zeigte sich, wie schwierig es ist, Wissenschaft und Magie zu trennen, wenn es um Delfine geht. Die Psychotherapeutin Dr. Olivia de Bergerac und William MacDougal, Gründer der Dolphin Within Society (mittlerweile die Dolphin Society) in Australien, leisteten einen wissenschaftlichen Beitrag. Mit Hilfe neuester Technologien setzten sie äußerst virtuos Diabilder und Videos bei ihrer Präsentation ein. Sie zeigten, wie sich die Gehirnströme gestresster, hartgesottener Geschäftsmänner veränderten, nachdem Olivia sie überredet hatte, übermütig und ausgelassen wie Kinder mit den Delfinen im Meer zu schwimmen.
Der Priester Kokyo und seine Frau Konoe Ishizaki waren anlässlich der Konferenz das erste Mal in England. Würdevoll in seinen traditionellen Gewändern berichtete der Priester von vielen bemerkenswerten Heilungen in seinem Delfin-Heilungszentrum. Mit Shizuko als Übersetzerin erklärte er uns, dass der göttliche Geist in allen Dingen – Tieren, Pflanzen und Mineralien – lebe. In allem wohnten heilende Kräfte. Die Delfine, sagte er, würden heilende Energien freisetzen und so den Energiefluss in uns Menschen wieder zum Fließen bringen. Dadurch unterstützen sie den Heilungsprozess. Musik und künstlerische Tätigkeiten trügen ebenfalls zu einer schnelleren Gesundung bei. Der Priester zog das Publikum voll-

kommen in seinen Bann. Einige Zuhörer erzählten mir später, Kokyo selbst hätte kraftvolle Energie und Frieden ausgestrahlt, die allein schon heilend gewesen wären.
Unter den Delegierten befand sich auch Lilo Slumiok Müller aus Deutschland – eine gute Bekannte der Ishizakis. Als man Krebs im Endstadium bei ihr diagnostizierte, weigerte Lilo sich, klein beizugeben. Sie reiste auf der ganzen Welt herum, um alternative Behandlungsmethoden zu finden. Ihre Suche führte sie auch nach Japan, wo sie Dr. Nakagawa und Shizuko kennen lernte. Shizuko und sie arbeiteten daraufhin zusammen. Die Delfine halfen ihr, in Verbindung mit der Ki-Energiebehandlung bei Dr. Nakagawa, ihre Krankheit zu überwinden. Die Ärzte, die ihren sicheren Tod vorausgesagt hatten, operierten sie, als sie sich selbst als geheilt bezeichnete. Überrascht und ungläubig mussten sie feststellen, dass alle Metastasen, die sich überall in Lilos Körper gebildet hatten, verschwunden waren. Ihr Krebs heilte vollständig, und sie arbeitet seither als Energieheilerin.
Lilo war in vieler Hinsicht eine außergewöhnliche Frau. Schon in früher Kindheit erkannte sie ihre hellsichtigen Fähigkeiten, die sie von ihrer Großmutter geerbt hatte. Im Alter von einundzwanzig Jahren wurde sie wegen starker Unterleibsschmerzen internistisch untersucht und man entdeckte, dass einige Organe doppelt vorhanden waren. Sie besaß drei Nieren, zwei Mägen und zwei Gebärmütter. Ihrer äußeren Erscheinung merkte man dies nicht an und es hinderte sie auch nicht daran, zwei gesunde Töchter zur Welt zu bringen. Allerdings musste sie deswegen mehrmals operiert werden. Sie beschrieb, wie sie während manchen Operationen ihren Körper verließ und die Chirurgen bei der Arbeit beobachtete.
Ich schätzte Lilos Alter aufgrund ihrer immer perfekt gestylten silbergrauen Frisur auf etwa fünfzig Jahre, doch ihr genaues Alter war schwer zu bestimmen, da sie makellos gekleidet und geschminkt war. Sie sah immer sehr gepflegt und elegant aus – auch wenn sie gerade nach dem Schwimmen mit den Delfinen auf den Bahamas aus dem Wasser stieg.
Die einwöchige Bootstour gab mir Gelegenheit, Lilo kennen zu lernen. Lilo hatte normalerweise immer Buntstifte und Bleistifte dabei, um ihre Aussagen zu veranschaulichen. Auf meine Frage, wie die Delfine ihr geholfen hätten, zeichnete sie eine Reihe regenbogenfarbener Bilder. Anhand ihrer Zeichnungen erklärte sie mir, wie die Delfine ihre Aura (Energiebahnen, die den physischen Körper umhüllen) reinigten und sie ihr daraufhin wieder zurückgaben.

Auf der Konferenz schilderte ich in meinem Vortrag, wie ich zehn Jahre zuvor die »Operation Sonnenblume« ins Leben gerufen hatte, die mittlerweile zu einem immer noch expandierenden Forschungsprojekt geworden war. Allein dieses Zusammentreffen in London bewies, dass die zahlreichen Anwendungsmöglichkeiten der Delfinheilung sich verbreiteten wie Ringe auf einer Wasseroberfläche, nachdem man einen Stein hinein geworfen hat. Zwei der wichtigsten Teilnehmer aus den Anfangszeiten waren ebenfalls anwesend. Ihre Beispiele überzeugten mich davon, dass es sich lohnte, die Heilkräfte der Delfine näher zu untersuchen. Die beiden berichteten über ihre persönlichen Begegnungen mit Delfinen im offenen Meer und wie diese Erfahrung ihr Leben total verändert hatte.

Bill Bowell war mit seiner Frau Edna angereist. Er bezeichnete sie aufgrund ihrer selbstlosen Unterstützung während der elf dunklen Jahre, in denen er unter chronischen Depressionen litt, als seinen »Land-Delfin«. Bill beschrieb, was es heißt, in einem »geistigen schwarzen Loch« zu leben. Nicht einmal die größten medizinischen Koryphäen in Oxford konnten ihm helfen. Die meisten Zuhörer hatten Tränen in den Augen, als er erzählte, wie ein erster Lichtschein die schwarze Dunkelheit durchdrungen hätte, als er mit dem Delfin Simo vor der Küste von Wales schwamm. Dieser Lichtstrahl wies ihm den Weg aus seiner quälenden Depression. Bill folgte ihm und lebt heute wieder vollkommen im Licht. Nach Bill sprach Jemima Biggs. Mit ihrer Tochter Phoebe auf dem Arm schilderte sie ihre Entwicklung von einer magersüchtigen, dem Tode nahen jungen Frau zu einer Mutter mit gesunden Kindern, nachdem sie zusammen mit Bill vor der Küste von Dingle mit Fungie geschwommen war.

Alle Vortragenden hatten überzeugende Beweise für die Heilkraft der Delfine, die sie durch ihre eigenen Lebenserfahrungen bezeugen konnten.

Ein weiterer Hauptpunkt der Tagesordnung war der rätselhafte Geisteszustand autistischer Menschen. Autismus überschreitet alle Rassengrenzen und tritt schätzungsweise bei einem Zweitausendstel der gesamten menschlichen Bevölkerung auf. Die Symptome und das Ausmaß der Krankheit unterscheiden sich stark. Fast jeder Fall ist anders. In dem Film Rain Man spielt Dustin Hoffman die Rolle eines autistischen Mannes mit einigen Ticks. Auf den ersten Blick scheint er ein Idiot zu sein, doch er besitzt ein erstaunliches Gedächtnis, das sein Bruder beim Glücksspiel zu seinen Gunsten zu nutzen versucht.

Stephen Wilshire ist ein Autist mit außergewöhnlichen Fähigkeiten. Er kann höchst komplexe Bauten – sogar ganze Stadtlandschaften – in allen

Einzelheiten wiedergeben. Sein Talent setzt er in künstlerisches Schaffen um. Seine Strichzeichnungen gelten als Meisterwerke, und es wurden mehrere Bücher über seine Arbeiten veröffentlicht. Obwohl er einen Sprachfehler hat und es ihm schwer fällt, verbal zu kommunizieren, besitzt er ein absolutes Gehör und kann die Noten jedes beliebigen Akkordes mit einer Genauigkeit angeben, die Experten mit dem Talent Mozarts verglichen. Doch trotz seines Ruhmes, seines Vermögens und der großen Aufmerksamkeit, die er von seiner Mutter und anderen Menschen erhält, sind Stephens soziale Fähigkeiten äußerst begrenzt. Er nimmt weder an sportlichen Wettkämpfen noch an Ballsportarten teil, da Gewinnen und Verlieren für ihn leere Begriffe sind, die keine Bedeutung haben. Auch für den Wert des Geldes besitzt er absolut kein Gefühl.

Eine der typischsten Eigenschaften autistischer Menschen ist das Fehlen emotionaler Reaktionen, außer Frustration. Sie scheinen sich in ihrer eigenen Welt einzuigeln, wo sie für die Außenwelt nicht erreichbar sind. Am beunruhigendsten ist, dass sie anscheinend keine Liebe empfinden. Aber stimmt das wirklich? Liegt ihr Problem vielleicht weniger darin, keine Gefühle zu haben, sondern eher in der Unfähigkeit, sie zu äußern?

Die meisten Menschen empfinden Autismus als sehr erschreckend. Manche Autisten haben Anfälle. Zahlreiche kluge Köpfe beschäftigten sich mit der Frage, wie Autisten wieder in die Alltagswelt zurückgebracht werden können, die der Rest von uns als normal und daher wünschenswert ansieht. Dies geschah auch mit Eve Hanf-Enos, die am Nachmittag der Konferenz mit ihrer Mutter Brigitte einen Vortrag halten sollte. Ihre Geschichte ist außergewöhnlich.

Eve kam am 28. September 1971 per Kaiserschnitt zur Welt. Sie ist die Tochter eines Mathematikprofessors an der Oxford Universität und einer äußerst talentierten Künstlerin, beide hoch intelligent. Die Symptome ihrer Krankheit machten sich erst bemerkbar, als Eve ein Jahr alt war. Ihre Mutter und ihr Vater waren auf einer siebenwöchigen Geschäftsreise und ließen Eve in der Obhut der Großeltern zurück. Als ihre Eltern wieder nach Hause kamen, bemerkte Eves Mutter Brigitte, dass ihr Kind zwanghaftes Verhalten zeigte: Eve drehte pausenlos ein Blatt in ihren Händen. Außerdem entwickelte sie sich nicht wie andere Kinder.

Als ihre Eltern sich scheiden ließen, zog Eve mit ihrer Mutter nach Amerika, in ein Haus nahe bei ihren Großeltern mütterlicherseits. Kurz nach ihrer Ankunft trennten sich Eves Großeltern. Ihr Großvater ging zurück in seine Heimat Deutschland. Eve wurde also von ihrer Mutter und ihrer

Großmutter Lotte Hanf umsorgt. Eve erlernte nie die Umgangsformen anderer Kinder. Sie konnte kaum selbständig essen und konnte bzw. wollte ihren Stuhlgang nicht freiwillig kontrollieren. Daher musste sie rund um die Uhr betreut werden. Allerdings war Eve ein außergewöhnlich hübsches Kind, mit dunklen Haaren, kirschroten Lippen und einem Teint wie Porzellan. Selbst nachdem sie ihr Gesicht während eines Anfalls an einem Trinkglas zerschnitten hatte, sah sie immer noch unglaublich gut aus. Das Glas zerbrach und die Schnitte hinterließen einige Narben in der Nähe ihrer Lippen.
Eve wurde als autistisch diagnostiziert; die Ursache war unklar. Sie erhielt Medikamente gegen ihre Anfälle, ansonsten waren die Ärzte jedoch nicht in der Lage, eine wirkungsvolle Behandlungsmethode zu verschreiben. Eve zeigte keinerlei emotionale Reaktionen, egal, wie sehr man sie mit Liebe und Zuneigung überschüttete. Die Belastung, unter der Eves Mutter stand, die ihre Karriere als Künstlerin weiterverfolgte, war enorm. Brigitte erkundete jede Möglichkeit, um ihr Kind zu heilen. Unter anderem suchte sie Hilfe bei Patricia St. John, Mitglied der International Marine Animal Trainers' Association, einer internationalen Vereinigung von Delfintrainern, und Spezialistin in nonverbaler Kommunikation, vor allem zwischen Menschen und Delfinen. Patricia hatte beobachtet, dass einige Verhaltensweisen gefangener Delfine denen autistischer Kinder ähnelten. Sie war überzeugt, dass Delfine und autistische Kinder ihr ihre Gedanken direkt übermitteln konnten, ohne Worte verwenden zu müssen. Als Eve und ihre Mutter sie in ihrem Haus in Connecticut besuchten, spürte Patricia, dass die unvertraute Umgebung und vor allem ihre herumspringenden Hunde Eve beunruhigten. Sie erinnerte sich, dass die Delfine, mit denen sie in einem Becken geschwommen war, eher zu einem Austausch bereit waren, wenn sie eine unterwürfige Haltung einnahm. Also verhielt sich Patricia Eve gegenüber genauso. Sie rollte sich klein am Boden zusammen, um möglichst unbedrohlich zu wirken. Und es funktionierte. Eve entspannte sich allmählich. Dann zog sie Patricias Gesicht mit ihren Händen zu sich. Eve drückte ihre Lippen fest auf Patricias Mund. In diesem kurzen Moment fühlte Patricia, dass ein ähnlicher Austausch stattfand, wie wenn Delfine ihren Sonar einsetzten, um ihr Umfeld zu erforschen.
Um ihre Theorien hinsichtlich verschiedener Kommunikationsformen näher zu untersuchen, wollte Patricia mit autistischen Kindern und Delfinen arbeiten. Aus diesem Grund besuchte sie Eve zu Hause. Während einem ihrer Besuche machte Brigitte eine wichtige Entdeckung.

»Die anderen sagen, mit dir sei alles in Ordnung – zeig's mir«, explodierte Brigitte in einem Anfall von Verzweiflung über Eves scheinbare Gleichgültigkeit. Sie klemmte einen Stift zwischen Eves Finger und stützte ihre Hand.

»Wie heißt du? Schreib!«

Statt der üblichen endlosen Kreise und Kritzeleien erschienen langsam die Buchstaben EVE auf dem Papier.

Von diesem Zeitpunkt an entwickelten Eve und Brigitte gemeinsam eine Methode der so genannten gestützten Kommunikation. Brigitte unterstützte Eves Zeigefinger, so dass sie Wörter auf einer Tastatur tippen konnte.

Als Eve zu schreiben anfing, erfuhr Brigitte, dass ihre Tochter sich das Lesen beigebracht hatte und einer ihrer Lieblingsautoren Dostojewski war. Brigitte hatte nichts von Eves Liebe zu Büchern gewusst, bis sie durch ihr stockendes, mühevolles Tippen erfuhr, dass Eve sich nachts heimlich aus ihrem Zimmer schlich und sich Bücher aus dem Regal holte. Nach einigen Monaten hatte sich Eves Schreibfähigkeit drastisch verbessert, ebenso wie der Inhalt ihrer Texte. Sie verfasste beeindruckende Gedichte. Als Eve vierzehn Jahre alt wurde und sich von einem mädchenhaften, püppchenartigen Kind zu einem richtigen Teenager gemausert hatte, äußerte sie ihren Frust, ihre Wünsche, ihren Ärger und ihre Forderungen ohne Probleme. Allerdings wollte sie noch immer nicht sprechen.

1985 nahmen Brigitte und Patricia Eve mit nach Sealand in Cape Cod. In diesem Delfinarium hatte Patricia mit einem gefangenen Delfin namens Scotty kommuniziert. Eve hasste es, dass Scotty eingesperrt war, und schrieb später ein eindrucksvolles Gedicht, in dem sie ihren Ärger und ihre Traurigkeit zum Ausdruck bringt. Trotzdem erklärte sie sich 1990 bereit, das Delfinarium ein zweites Mal zu besuchen, um mit Scotty zu schwimmen.

Eve hatte Angst vor dem Wasser. Patricia überredete sie langsam. Sie versicherte Eve, sie müsste nicht hinein, wenn sie nicht wollte. Schließlich ging Eve in ein Becken mit sehr warmem Wasser, doch allen war klar, dass es sie überfordern würde, ins kalte Wasser des Delfinariums zu springen. Eve und ihre Mutter standen also am Beckenrand und spielten Ball mit Scotty. Nach einiger Zeit langweilte das Spiel den Delfin. Einen Moment lang ließ er sich genau vor Eve im Wasser treiben und die beiden starrten sich an. In diesem Augenblick kam der Trainer mit einem Korb Fische, und der Kontakt wurde unterbrochen. Patricia war jedoch absolut sicher, dass Eve und Scotty miteinander »geredet« hatten. Brigitte nahm Eve anschließend mit auf die Toilette. Und dort, nur für Brigittes Ohren bestimmt, sprach Eve ihr erstes Wort: »Gut.« Brigitte schöpfte Hoffnung, dass dies der Beginn eines Durchbruchs war und Eve nun sprechen lernen würde. Doch egal wie sehr sie gedrängt wurde, es war kein weiteres Wort aus Eve herauszukriegen. Trotzdem bestärkte die Tatsache, dass Eve ein Wort richtig ausgesprochen hatte, anstatt wie üblich zu grunzen, Brigittes Entschluss, eine Lösung für die Probleme ihrer Tochter zu finden.

Als sie von einer Konferenz zur Erforschung unerklärbarer Phänomene erfuhr, bot Brigitte an, einen Vortrag über Autismus und gestützte Kommunikation zu halten. Die Veranstaltung fand 1993 in Santa Fé, New Mexico, statt.

Die Heilwirkung von Ki-Energiebehandlungen war ebenfalls ein Thema auf der Konferenz, und man hatte Dr. Nakagawa eingeladen, zusammen mit Shizuko (als Übersetzerin) teilzunehmen. Shizuko hatte sich mit der Familie Ishizaki angefreundet, die mehrere Seminare bei Dr. Nakagawa in Shimoda besucht hatte. Unter anderem hatten sie für ihre Tochter Utako Hilfe gesucht, die unter Neurodermitis litt. Während einer Behandlung entdeckte man, dass mehrere »Fremdenergien« Utako zu schaffen machten. Shizuko besuchte Utako später in ihrem Zuhause im Gyokuryuin, um ihr eine Ki-Behandlung zu geben. Während dieser Behandlung lud Shizuko die Fremdenergien ein, Utako freiwillig zu verlassen. Einer der ungebetenen Gäste schien ein ehemaliger Landstreicher zu sein. Er redete direkt mit Shizuko durch Utako, die plötzlich mit einer tiefen Männerstimme in Kyoto-Dialekt sprach. Hätte Shizuko mir diese Geschichte vor meinem Aufenthalt in Shimoda erzählt, wo ich mit eigenen Augen gesehen hatte, was mit den Menschen dort unter dem Einfluss von Ki passierte, dann hätte ich ihr mit Sicherheit nicht geglaubt. Doch als sie mir den Vorfall schilderte, konnte ich die Szene, die Shizuko beschrieb, in allen Einzelheiten vor mir sehen.

Der Landstreicher erklärte Shizuko, dass im Inneren von Utako noch weitere Energieformen wie er lebten. »Wie kann ich euch dazu bewegen, wegzugehen?«, fragte Shizuko. »Sing uns was vor«, kam die Antwort.

Zufällig hatte Shizuko Gesangsunterricht bei einer Opernsängerin gehabt. Also fing sie an zu singen, um ihre heilenden Ki- bzw. Delfinenergien durch eine Arie zum Ausdruck zu bringen.

»Nein, nein, doch nicht so«, schrie der Landstreicher. »Dein Gesang ist voller Ego. Sing einfach mit einer ganz lieblichen Stimme.«

Er zeigte es ihr; ein sanfter, flötender Ton kam von Utakos Lippen. Shizuko machte es ihm nach.

»Schon besser.«

Und so fing Shizuko an zu singen, wie der Landstreicher es ihr gezeigt hatte.

»Danke«, sagte er. »Jetzt kann ich wie eine Feder im Wind davonfliegen.«

Und er verschwand. Shizuko beendete ihre Behandlung. Als Utako wieder aus ihrem Trancezustand erwachte, schüttelte sie sich. Die Last, die ihren Geist bedrückt hatte, war fort. Sie fühlte sich viel besser.

Shizuko hatte dieses Erlebnis noch deutlich in Erinnerung, als sie Eve auf der Konferenz in Santa Fé das erste Mal – ganz allein in einem Gang sitzend – begegnete.

Wieder konnte ich mir die folgenden Ereignisse, die Shizuko mir erst viel später berichtete, nur vorstellen, weil ich Ähnliches erlebt hatte.

Eves Mutter erlaubte Shizuko, sich neben ihre Tochter zu setzen. Einem spontanen Impuls folgend begann Shizuko Eve mit Ki-Energie zu behandeln, indem sie ihr einfach etwas vorsang. Eve schaute sie unentwegt an. Sie nahm Shizukos Kopf zwischen ihre Hände und ihre Lippen berührten sich. Eves Speichel tropfte auf Shizukos Gesicht. Shizuko spürte, dass der »Kanal« geöffnet war. Ihre Lippen fest auf Eves Lippen gepresst, sang Shizuko in Eves halb geöffneten Mund, so wie der Landstreicher es ihr gesagt hatte.

»Daraufhin wollte Eve tief in meinen Mund schauen. Also sang ich und öffnete gleichzeitig meinen Mund, so weit ich konnte.« Eve spitzte die Lippen und steckte sie in Shizukos Mund.

»Es war wundervoll«, erzählte mir Shizuko. »Eve trank heilende Energien durch mich. Ich fütterte sie mit melodischen Tönen wie eine Amsel ihre Jungen.«

Eve starrte Shizuko an. Sie betrachtete nicht ihr Äußeres, sondern sie schaute in sie hinein. Shizuko fühlte Eves Einladung, in ihre Augen einzutauchen.

»Dort war es sehr dunkel und still, wie in einem Bergsee«, erklärte sie. Anschließend erwiderte Shizuko die Einladung.

»Komm, nun bist du dran. Schwimme in meinen Augen wie ein Delfin«, gurrte Shizuko leise, während sie immer weitersummte und dann das Lied »Oh what a beautiful morning« sang.

Eve presste erneut ihre Lippen auf Shizukos Mund und wandte den Blick nicht von ihren Augen. Als sie mir die Geschichte erzählte, durchlebte Shizuko diesen Moment ein zweites Mal. »Ich habe nie zuvor etwas ähnliches erlebt.« Tränen waren in ihren Augen, als sie mir vorführte, wie sie Eve vorgesungen hatte.

So also lernte Brigitte Shizuko kennen. Eve und Shizuko versanken in den Augen des anderen. Shizuko sang leise und sanft, ihr Gesicht voll von Eves Speichel. Und dann sprach Eve das Wort »gut« laut und deutlich aus. Dieses Mal hörte es nicht nur ihre Mutter, sondern auch Shizuko. Sofort wusste sie, dass Eve richtig sprechen konnte, wenn sie wollte.

Ihre gemeinsame Verbundenheit mit den Delfinen bildete ein starkes Band zwischen Eve, Shizuko und Brigitte. Als sie später Rebecca Fitzgerald, die ebenfalls in Santa Fé war, über ihre Arbeit mit Delfinen reden hörten, schien es, als hätte das Schicksal einen Weg vor Eve ausgebreitet. Sie musste ihm nur noch folgen. Mit Shizuko als Pfadfinderin führte er sie schließlich zu mir.

Eve in Amsterdam

Shizuko war überzeugt, dass die Delfine den Schlüssel zu Eves Problemen hatten, und erklärte sich bereit, nach Amerika zu fliegen, um ihr zu helfen. Sie hielt mich über ihre Besuche bei Eve in Connecticut auf dem Laufenden. Ein ganzer Strom von Zeichnungen, Briefen und Gedichten überflutete meinen Briefkasten. Darunter befand sich auch ein Gedichtband von Eve und ein früheres Manuskript einer kurzen Autobiografie aus dem Jahr 1989 mit dem Titel »I am a Hypothesis« (dt. Ich bin ein hypothetischer Fall) von Eve Hanf-Enos und Brigitte Hanf. Es beinhaltete eine faszinierende und berührende Geschichte und begann mit folgendem Zitat:

> Eigentlich setzen sich immer die Fehlschläge durch. Doch wenn sie sich erst einmal durchgesetzt haben, bezeichnet man sie als Erfolge. Dieses Paradox nennen wir Menschen Evolution.
> (Loren Eiseley, zitiert in »I am a Hypothesis« von Eve Hanf-Enos und Brigitte Hanf, Eigenverlag, 1989)

Das Manuskript drang bis zu den intimsten Gedanken der beiden Autorinnen vor, wie die faseroptische Untersuchung eines Herzfehlers. Es enthüllte die Ängste, die Brigitte vor ihrem Vater hatte, und enthielt die aufwühlende Schilderung einer Erfahrung aus einem früheren Leben:

> Vor einem Jahr, während einer extrem unruhigen Phase mit vielen Anfällen, beschrieb Eve ihr früheres Leben als Insassin eines Konzentrationslagers. Sie hatte versucht zu fliehen, mit ihrem halb verhungerten Bruder auf dem Rücken (in diesem Leben ist sie ein Einzelkind), wurde jedoch gefangen und in die Gaskammer zu einem Haufen brennender Körper geworfen.

Eve weitete ihre Schreibkünste mit Hilfe einer kleinen Computertastatur aus. Sie nannte sie »Hüftmaschine«, da sie problemlos in eine Hosentasche passte. Damit konnte sie sich viel schneller und verständlicher ausdrücken. Im August 1994 besuchten Shizuko und ihr Bekannter Sumine Hayashibara, ein klassischer Geiger, Eve und ihre Mutter in Connecticut.

»Als ich sie das erste Mal traf, erschrak ich, da ihre Bewegungen manchmal so heftig und aggressiv waren«, erzählte Sumine mir später. »Ich fühlte mich, als stünde ich einem aufgebrachten Tier gegenüber, und wusste nicht, was ich tun sollte. Doch als ich sah, wie Shizuko mit Eve umging, verlor ich langsam meine Angst. Eve schien in meinen Kopf sehen zu können – was auch etwas beängstigend war«, fügte Sumine hinzu. »Die Leute behandeln sie häufig wie ein kleines Kind, und das mag sie überhaupt nicht.«

Sumine brachte Eve eine Geige als Geschenk mit und spielte für sie das »Ave Maria«. Eve reagierte äußerst frustriert. »Ich möchte auch so spielen, und ich kann nicht«, lieferte ihr Computer die Erklärung.

Mit Shizuko konnte Eve problemlos kommunizieren. Zwischen den beiden entstand bald ein reger Briefkontakt. Eve vertraute Shizuko ihre Hoffnungen und Ängste an.

»Ich möchte nicht mehr autistisch sein«, erschien auf dem Display von Eves Computer. »Aber meine Gefühle sind widersprüchlich. Ich habe Angst, dass ich dann sehr einsam sein werde.«

Shizuko entdeckte, dass Eve eine talentierte Schriftstellerin war. »Sie hat eine riesige Freude an Wortspielen und erfindet häufig eigene Worte«, erzählte mir Shizuko. »Manchmal gelingt es ihr sogar, mit einem Stift zu zeichnen. Ich habe das Gefühl, dass sie aus ihrer Krankheit ausbrechen kann. Nur wie? Ich glaube, Eve denkt, ihr Autismus mache sie zu etwas Besonderem. Und diese Besonderheit möchte sie nicht verlieren.«

Als Shizuko Eve ein Exemplar von »Dilo and The Call of the Deep« (Dilo und der Ruf der Tiefe, erscheint auf Deutsch voraussichtlich 2004, Anm. d. Übers.) gab – einem Kinderbuch, das ich über einen Delfin namens Dilo geschrieben hatte –, war Eve sofort von der Geschichte fasziniert. Sie ließ das Buch nicht mehr aus den Händen und nahm es mit ins Bett. Am nächsten Tag erfuhr Shizuko durch die »Hüftmaschine«, dass Eve sich an jedes einzelne Wort im Buch erinnern konnte. »Ich spürte, dass Eve sich mit Dilo identifizierte. Vielleicht weil Dilo ein besonderer Delfin ist. Und durch ihre Krankheit ist Eve ein besonderer Mensch.«

Shizuko fühlte, dass Eve eine Aufgabe brauchte. Daher schlug sie ihr vor, eine Selbsthilfegruppe zu gründen, um anderen Autisten zu helfen. Zur Überraschung aller schrieb Eve: »Super! Ich nehme das Angebot an«. Sie erklärte sich bereit, den Vorsitz zu übernehmen. Dann tippte sie die Worte »Dilo-Gruppe«. »Was wirst du als Vorsitzende der Dilo-Gruppe tun?«, fragte Shizuko. Umgehend kam die Antwort auf der Tastatur: »Ich möch-

te anderen traurigen Menschen Lebensfreude und Lachen schenken ... Ich weiß noch nicht wie ... Ich habe das Gefühl, es sollte Gruppen geben, die sich mit Humor und philosophischem Gedankenaustausch beschäftigen«, lautete Eves Kommentar.
Shizuko sagte zu mir: »Eve besitzt ein großes Führungstalent. Sie kann in andere hineinschauen. Ich spüre, dass es ihre Aufgabe ist, anderen Autisten zu helfen. Dadurch wird sie den Mut und den Antrieb finden, sich von ihrem eigenen Autismus zu lösen. Eve liebt Musik, sie liebt Delfine und Dilo. All diese Dinge spielen eine Rolle bei ihrem Heilungsprozess.«
Shizukos Vermutung, Eves Aufgabe würde ihr eine Tür zur Außenwelt öffnen, erwies sich als richtig. Eves Position als Vorsitzende der Dilo-Gruppe inspirierte sie zu einer wahren Flut an Schriftstücken, die sich aus ihrem Computer ergoss. Im Januar 1995 erhielt ich folgenden Brief von Eve.

4. Januar 1995
(transkribiert von Eves Schreibcomputer)
Offener Brief an alle Dilo-Mitglieder und alle Liebhaber unserer schwimmenden Freunde im Ozean.
Ich bin der Meinung, dass isolierte Menschen überall auf der Welt innehalten sollten, um sich anzuschauen, wo sie sich gerade befinden. Ich wollte mein ganzes Leben lang in Sicherheit leben. Ich widersetzte mich allem, was mich von dieser Sicherheit abschnitt. Zeit oder Ort spielten keine Rolle. Ich wollte nur viel Schutz und dass man sich fürsorglich um mich kümmert. Ich wollte nicht am äußeren Leben teilnehmen. Es war ein glücklicher Tag, als ich mein Schweigen brach und zu schreiben begann. Bald öffnete ich mich dem Leben auch auf anderen Wegen. Ich genoss es, andere Leute in ihrem Umfeld zu treffen, und verließ freiwillig mein warmes Nest, um mich den Herausforderungen des Lebens zu stellen. Mit der Zeit verloren die Leute ihre Angst vor meiner Andersartigkeit, und es ergaben sich Freundschaften.
Liebe und Lachen kamen immer mehr in mein Leben, und ich entdeckte, dass ich das Lachen liebte, und die Musik ...
Das Gedicht, das wir euch schicken, schrieb ich nach meiner Begegnung mit dem Delfin Scotty. Er blieb mir die ganzen Jahre seit unserem Treffen immer im Gedächtnis und er öffnete mir den Weg ins Leben. Ich war tief traurig über sein verlorenes Leben und versuchte mir immer wieder die Frage zu stellen, die uns alle beschäftigt: Ob wir unser Leben leben oder nicht – sind wir für unseren Tod verantwortlich?

Ich meine, wem oder was verdanken wir die Energien, die uns formen? Formen wir uns selbst oder werden wir von Kräften geformt, von denen wir jetzt noch gar nichts wissen? Oder trifft beides zu? Oder vielleicht nichts von beidem? Ich habe das Gefühl, wir bekommen bestimmte Gelegenheiten in unserem Leben und es ist unsere Aufgabe, zu lernen sie zu erkennen und danach zu handeln. Vor allem das haben wir im Laufe der letzten Jahre gelernt. Viele gute Gelegenheiten häuften sich um uns an, und wir weigerten uns, sie zu sehen, geschweige denn danach zu handeln. Von meinen eigenen Bedürfnissen abgeschnitten war mein Leben ebenso düster und trostlos wie Scottys Gefängnis. Eines Tages katapultierte sich Scotty ins Licht – wie ich, doch ich will im Licht leben, nachdem ich es gefunden habe. Scotty konnte das nicht.

Wir Dilo-Leute müssen uns selbst über die dunklen stagnierenden Teile unseres Lebens hinauskatapultieren. Wahrscheinlich fühlen wir uns dort sicher, aber wir müssen unsere Schwimmwesten ablegen, wenn wir schwimmen lernen wollen.

Ich freue mich darauf, euch zu treffen.

In Liebe
Eve

In dem Gedicht, das dem Brief beigelegt war, kamen einige von Eves Gedanken noch besser zum Ausdruck. Ihre Art, ihre Gefühle für den Delfin Scotty auszudrücken, der sie dazu gebracht hatte, ihr erstes Wort zu sprechen, berührte mich tief.

Der Märtyrer
Wild durchs Wasser schießend, trüb von Menschenhand,
Farbige Höllenbälle im Schlepptau
Erdrückt durch endlose Zwänge:
Befehl, Belohnung, Applaus
Ein sterbliches Wesen, in furchtbarer Qual,
Schönheit verkauft an gelangweilte Ferienhorden
Auch sie sterbliche Wesen gefangen
In selbstgeknüpften Netzen.
Ich schrie meine Wut hinaus
Die Verzweiflung in meinem Herzen

Über das Elend, gemessen in Bällen und Ringen,
in die Luft geworfen zu gebrüllten Befehlen und verpfuschter Musik,
für Geld
Ich floh
Doch ich musste zurück
Zu dem still vor sich hinstinkenden Gefängnis
Endlich allein
Wartete ich weinend
Nur der Tod kann so still sein
Ich wartete
Es zerriss mir das Herz
Ich wartete

Sein stromlinienförmiger metallen glänzender Körper schnellte
Aus seiner Wasserhölle
Landet – scheinbar unmöglich – aufrecht in perfekter Balance mit seinen Flossen das Gleichgewicht haltend –
Äonenlang hält er mich in seinem Auge
Und ich halte ihn
Einer im anderen, eine Einheit bildend
Unendlicher Zeitraum, unendliche Liebe
Wir flogen durch Meere aus Licht und Leben
Dann sank er zurück
Und ich ebenfalls
Ein einziges Wort, mein stummer Mund schrie
»Gut!«

Im darauffolgenden Jahr starb der Delfin.
(Eve Hanf-Enos)
Januar 1995

Shizuko wollte Eve und Brigitte einigen ihrer Freunde und Bekannten vorstellen, von denen sie dachte, sie könnten ihr auf ihrem Weg helfen. Sie überredete Eve und ihre Mutter in die Niederlande zu reisen. Dort veranstaltete sie am 13. Mai 1995 in dem Café und spirituellen Zentrum OIBIBIO, im Herzen Amsterdams in der Nähe des Bahnhofs, einen »Delfin-Dichtkunst-und-Autismus-Nachmittag«. Ich sollte am 12. Mai einen Filmvortrag auf einer Tauchsportkonferenz in Rotterdam halten, daher

konnte ich ohne Probleme noch einen zusätzlichen Tag in Holland bleiben. Ich war sehr gespannt darauf, Eve zu treffen.
Das Delfin-Dichtkunst-und-Autismus-Treffen lief ohne festes Programm ab. Die Dinge geschahen einfach auf ganz wunderbare Weise. Eve saß mit Shizuko und ihrer Mutter an einem Tisch vor etwa vierzig Zuhörern in einem großen Raum. Sie hatte ihre »Hüftmaschine« dabei, mit deren Hilfe sie mit dem Publikum kommunizierte. Ihre Mutter half ihr, indem sie Eves Zeigefinger beim Tippen auf der Tastatur unterstützte und dann die Worte auf dem Display laut vorlas.
Nachdem sie ein Gedicht mit dem Titel »Ich bin, wer wir sind«, das Eve im Januar 1994 verfasste, vorgetragen hatte, sprach Brigitte über Eves »Doppelgänger-Leben«. Nach ihrer Ansicht gab es sozusagen zwei verschiedene Eves. Die eine war für alle sichtbar: eine attraktive Frau, die jünger aussah, als sie in Wirklichkeit war, und deren rastlos in der Gegend herumschweifender Blick häufig an die Decke gerichtet war. Sie schien in ihrer eigenen Traumwelt versunken zu sein, auch wenn sie da vor uns am Tisch saß. Die andere war die innere Eve, die belesene Schreibkünstlerin und Dichterin, die sich nur durch ihre Tastatur mitteilen konnte.
Das Gedicht, das Brigitte vorlas, endete mit den ausdrucksstarken Zeilen:

> Ich bin, wer wir sind
> Getrennt durch diesen plumpen Körper und vereint durch die eine Seele
> Jeder von uns allein, und alle ein Ganzes.

Ich fand, die Bezeichnung »Dreifachgänger« (falls dieses Wort überhaupt existiert) würde noch besser passen, da Brigitte ein ganz wesentlicher Teil von Eves Leben war. Wie viele andere, die der Methode des gestützten Schreibens skeptisch gegenüberstehen, fragte ich mich, wie viele von Eves Worten wohl von ihrer Mutter beeinflusst waren, die ihre Hand mit dem schlaff herunterhängenden Finger, der die Buchstaben tippte, führte. Shizuko war völlig überzeugt, dass alle Sätze ausschließlich von Eve stammten. Über die Tastatur fand ein faszinierender Austausch zwischen Eve und ihren Zuhörern statt. Wir diskutierten über das Thema nonverbale Kommunikation. Eine Schwangere, die offensichtlich kurz vor der Entbindung stand, spürte, dass Eve direkt mit ihrem ungeborenen Kind kommunizierte.

Alle, einschließlich ich selbst, hielten den Nachmittag für einen großen Erfolg.
Kurz nach meiner ersten Begegnung mit Eve in Amsterdam erhielt ich einen sehr positiven Brief aus Connecticut. Es war Eves zweiter offener Brief an die Dilo-Gruppe.

1. Juni 1995
Meine Lippenworte stehen noch aus, deshalb muss ich wieder einmal auf geschriebene Worte zurückgreifen. Ich fühle mich glücklich, dich auf eine neue Art kennen gelernt zu haben, nachdem wir uns nun das erste Mal getroffen haben und gesehen, wie wir alle sind. Ich jauchze vor Begeisterung seit unserem »Ich gebe dir, du gibst mir«-Treffen in Amsterdam. Alte Ängste verschwinden schnell in der Ferne, während ich lerne, die neuen Werkzeuge, die ich von dir erhielt, zu benutzen. Wenn du in einem oder zwei Jahren immer noch so eng gedanklich mit mir verbunden bist, wirst du mich in fantastischer Form erleben. Der tolle Horace hat uns wirklich zu einem kochend heißen Start verholfen.
Ratten irren in ihren Käfigen in Labyrinthen herum. Menschen rennen in ihren Köpfen wie in Labyrinthen umher. Beide verirren sich, wenn sie keine Mitrenner finden, die ihren Weg gefunden haben und ihnen Hoffnung geben. Für einige von euch spielen Delfine eine entscheidende Rolle, um einen Ausweg zu finden. Bei mir, die ich bis jetzt noch nie mit einem Delfin geschwommen bin, habt ihr insgeheim eine Revolution in meinem Kopf ausgelöst: Es ist in Ordnung, sich zu verirren, denn man wird immer wieder gefunden. Leicht zu sagen und nicht annähernd so schwer umzusetzen, wie ich dachte.
Gute Freunde in unterschiedlichen Verkleidungen tauchen öfter auf, als ich vermutete, und in Amsterdam traf ich viele. Die Delfine brachten uns zusammen, und sie verbinden uns auch weiterhin. Danke, immer wieder danke, dass ihr mir den Mut gegeben habt zu kommen. Für heute müssen wir die geschriebenen Worte abhacken, doch ihr könnt euch schon mal vor dem Tag fürchten, an dem ihr meinen Redeschwall nicht mehr bremsen könnt.

In Liebe
Eve

Eves Wort für Sprache war »Lippenworte«. »Abhacken« bedeutete »aufhören«. Der letzte Satz ihres Briefes hieß, dass sie bereit war, sprechen zu lernen. Ihr Wunsch, aus dem Autismus auszubrechen, schien immer größer zu werden.

Panama City Beach

Wir alle fühlten, dass die Begegnung mit einem Delfin im offenen Meer Eves nächster Schritt sein würde. Doch wo und unter welchen Umständen war unklar. Es durfte in jedem Fall nicht viel Geld kosten.
Die Antwort schien Panama City Beach in Florida zu sein. Dort hatte der Belgier Michel Atlas einen Ort für den Austausch zwischen Mensch und Delfin errichtet: das Human Dolphin Institute. Besucher konnten Delfinen begegnen und von ihnen geheilt werden, wobei streng auf die Einhaltung höchster ethischer Werte geachtet wurde, und zwar sowohl vom menschlichen als auch vom delfinischen Standpunkt aus betrachtet. Alle wurden dazu angehalten, diesen Platz als ökologische Gesamtheit und nicht nur die Delfine isoliert zu sehen.
Im August 1995 waren Eve und ihre Mutter Brigitte am Human Dolphin Institute in Panama City Beach. Shizuko konnte sie nicht begleiten, da sie ihren Mann betreuen musste, der an Krebs erkrankt war. Stattdessen begleitete die japanische Journalistin Saiko Nozaki, die für die japanische Zeitung »Amerika Yomiuri« in Washington arbeitete, die Gruppe, um über die Ereignisse zu berichten.
Mit Hilfe von Brigitte und der »Hüftmaschine« führte Eve ihr eigenes Tagebuch. Ich erhielt eine Kopie der vollständigen Aufzeichnungen und zusätzlich eine verkürzte Version als offenen Brief.

> 20. September 1995
> Vor drei Wochen vergnügten wir uns im warmen Golfstrom vor der Küste Floridas. War diese Erfahrung nur ein Wunder-erfülltes Zwischenspiel zwischen Wachen und Schlafen oder bedeutete sie viel mehr, als es auf den ersten Blick aussah? So übermütig und schelmisch wie die Delfine sind, kann es gut sein, dass sie sich einen Spaß mit uns machten und nun noch breiter als vorher grinsen. Bis wir wirklich mit ihnen im Wasser schwammen, umkreisten sie uns und checkten uns mit ihren Klicklauten aus. Wir hörten sie sagen: »Was hältst du denn von diesem komischen Wesen? Entspricht sie dem Standardmodell oder gehört sie zu einer neuen Untergruppe?«

Saiko Nozaki, als unbeteiligte Außenstehende, schrieb ihren eigenen Bericht über die Ereignisse und veröffentlichte einen Artikel unter der Überschrift »Eves Traumzeit«:

> Eve Hanf-Enos, eine dreiundzwanzigjährige autistische Dichterin und Vorsitzende der Dilo-Gruppe, und ihre Mutter Brigitte waren vom Human Dolphin Institute in Panama City Beach, Florida, eingeladen worden, mit wilden Tümmlern zu schwimmen. Panama City Beach, an der Grenze zu Alabama, ist bekannt für seine außergewöhnlich menschenfreundlichen Tümmler. Obwohl die Einheimischen die Delfine normalerweise füttern, um sie anzulocken – eigentlich ein Verstoß gegen das Gesetz zum Schutz der Meeressäuger –, kamen sie zu uns, ohne dass wir sie ködern mussten. (Nun gut: Wir hatten stattdessen Eve dabei!)
> Am 28. August begegnete Eve das erste Mal wilden Delfinen. Die Delfine schenkten ihr begeistert und lange ihre Aufmerksamkeit, obwohl sie einfach nur still am Bootsrand saß. Sie spürten bereits ihre Anwesenheit, bevor sie zu ihnen ins Wasser stieg. Als Eve in ihrer Schwimmweste mit Hilfe von Frederick Chotard ins Wasser ging, kam ein Delfin direkt auf sie zu geschwommen. Eve erschien mir am Anfang ein wenig ängstlich, doch später schrieb sie, dass sie sich im Wasser sicher gefühlt hätte und die Delfine sie wirklich »erkennen« würden.
> Als ich am 31. August zusammen mit Eve im Wasser war, fühlte ich mich sehr privilegiert, die Begegnung zwischen Eve und den Delfinen hautnah erleben zu dürfen. Ein Delfin kam zu ihr und blieb etwa dreißig Minuten lang immer in ihrer Nähe. Er untersuchte Eve eingehend mit seinem Sonar. Direkt vor Eve ließ er ein paar Mal Blasen unter Wasser aufsteigen. Wie man uns sagte, sei es sehr selten, dass die Delfine so lange bei den Schwimmern bleiben. Sie hatten wirklich einen Narren an Eve gefressen. Beim Abendessen fragte mich Eves Mutter, wie mir das Essen schmecken würde. Ich antwortete: »Uh-huh.« Worauf Eve ebenfalls »Uh-huh« sagte. Es klang, als käme es tief aus ihrem Innersten.

Ich habe noch nie einen Journalisten getroffen, der nicht davon fasziniert war, mit wilden Delfinen zu schwimmen oder andere mit ihnen spielen zu sehen. Keiner blieb vollkommen objektiv, und so beschreiben letztlich alle ihre eigenen Gefühle. Saiko war keine Ausnahme, außer dass in ihrem

Fall zwei Kräfte die Saiten ihrer Gefühle zum Klingen brachten. Die eine waren die Delfine. Die andere war Eve. Aufgrund Eves Andersartigkeit hinterfragte und änderte Saiko die Sichtweise ihrer eigenen Normalität. Sie beschrieb, was die Begegnung zwischen Eve und den Delfinen in ihr auslöste:

> Die Woche mit Eve und den Delfinen eröffnete mir eine völlig neue Perspektive von Kommunikation. Auch wenn Eve vielleicht gerade in dieser Sekunde alles dafür geben würde, um richtig sprechen zu können, erscheinen mir Worte eine veraltete Form von Kommunikation. Eves Kommunikationsstil ist sehr »offen« – auch wenn viele der Ansicht sein mögen, Autismus sei eine Form von Behinderung und die Betroffenen müssten dazu gebracht werden, sich der Außenwelt »zu öffnen«, und lernen, sich »laut zu äußern«. Eve kann mit Hilfe des gestützten Schreibens auch verbal kommunizieren und man könnte daher meinen, sie wäre auf dem Weg, sich »zu öffnen«, sei teilweise »geheilt« oder was auch immer. In meinen Augen »spricht« sie schon die ganze Zeit, und zwar in ihrer eigenen Sprache, die wir nur nicht hören. Sie kommuniziert mit uns, indem sie einfach sie selbst »ist«.
>
> Neben dem Schreiben besteht Eves Kommunikation hauptsächlich aus sensitiver Wahrnehmung, Intuition und Gefühlen. Als ich Eve das erste Mal im Juni traf, hatte ich das Gefühl, in eine zeitlose Dimension zu fallen, als ihre Augen mich einfingen. Ich fühlte mich vollkommen durchdrungen. Ihre Augen schienen meine ganze Existenz zu »lesen« und ich konnte mich nirgends verstecken. Es ist vielleicht kein Zufall, dass ich genauso empfand, als ich das erste Mal wilden Fleckendelfinen begegnete. Bis ins Letzte durchdrungen. Keine Worte, keine Entschuldigungen und keine Täuschungen. Es gab nur die Möglichkeit, »offen« und »ehrlich« zu sein.
>
> Wenn die Delfine wirklich total aufrichtig miteinander kommunizieren oder leben, dann muss die Begegnung mit Eve sehr wohltuend für sie gewesen sein – endlich ein menschliches Wesen mit einem »klaren« Kopf. Manche Wissenschaftler behaupten, Delfine könnten mit ihrem Sonar ihren gegenseitigen Gefühlszustand erkennen. Trifft dies zu, dann bleibt ihnen nur völlige Aufrichtigkeit – vielleicht hatten sie daher das Gefühl, einem der ihren zu begegnen, als sie Eve sahen.
>
> Was ist also mit der Vorstellung, die Delfine hätten Eve »geheilt«? Wer bestimmt überhaupt, dass Autismus eine Krankheit ist? Eve und die

> Delfine leben einfach in ihrer eigenen Welt, nach dem Grundsatz »Lass mich zu deinem Wesenskern vordringen«. Sie widersetzen sich den von Menschen diktierten Gesetzen. Vielleicht muss nicht Eve sich verändern, sondern wir – die »Nichtautisten«. Wir müssen umdenken und uns öffnen. Und wer weiß, vielleicht wird Eve uns eines Tages erklären, wie wir besser mit den Delfinen kommunizieren können. Wenn Eve zu sprechen beginnt, werden wir mehr ihrer »Delfin-Weisheiten« persönlich zu hören bekommen.

Michel Atlas weckte klugerweise keine Erwartungen hinsichtlich einer dramatischen Verbesserung von Eves Zustand. In Connecticut berichtete Eve von ihrer Euphorie, die eine kurze Zeitlang anhielt, »gefolgt von einem zwei Tage andauernden Stimmungstief und Appetitlosigkeit«.
Eves geheime Hoffnung, sich mit Hilfe von »Lippenworten«, wie sie es nannte, ausdrücken zu können, hatte sich nicht erfüllt. In einem offenen Brief an ihre Dilo-Freunde fragte sie, ob irgendjemand ihr erklären könnte, warum sie sich nach einer derartig erhebenden Erfahrung so niedergeschlagen fühlte. Ihr Brief endete mit einer optimistischen Feststellung:

> 20. September 1995
> Im Wasser treibend höre ich die Delfine untereinander lachen, und das nächste Mal, wenn wir bei ihnen sind, werde ich sicherlich mit ihnen lachen. Veränderungen in meinem Leben kündigen sich an, aber ich fühle mich nicht so erschöpft und unter Druck wie bei früheren Richtungswechseln. Die Delfine scheinen zu wissen, was sie tun. Vielleicht ist Gott ein verkleideter Delfin. Er hat eine lustige Auffassung von Humor ... Fort ist die Unlust zu leben, deshalb bin ich mir sicher, es gibt einen Plan hinter all diesen Ereignissen. Millionen von Delfinen können nicht falsch liegen.
>
> In Liebe
> Eve

Ich habe mich immer geweigert, den positiven Einfluss der Delfine auf eine übernatürliche Kraft zurückzuführen. Daher war für mich die Vorstellung von Gott im Delfingewand nicht akzeptabel. Allerdings konnte ich mir sehr gut vorstellen, dass es eine undefinierbare höhere Macht gab, die uns in eine positive Richtung lenkt.

Traurigerweise hatte Eves Mutter nicht mehr lange zu leben. Sie hatte Krebs, und ihr Gesundheitszustand verschlechterte sich zusehends. Man beschloss, dass Eve, die bis dahin mit ihrer Mutter und ihrer Großmutter in Connecticut zusammengewohnt hatte, in ein eigenes Haus in New Hampshire umziehen sollte. Dort würde sich ein Team neuer »Schatten«, wie Eve sich ausdrückte, um sie kümmern. Gestützte Kommunikation setzt eine sehr enge Beziehung zwischen den Beteiligten voraus. Nicht immer funktioniert sie. Das Gelingen erfordert gegenseitige Empathie und einen hohen Zeitaufwand. Hinzu kam, dass Shizuko, die sich um ihren kranken Mann kümmern musste, Eve und Brigitte nicht mehr so häufig besuchen konnte, wie sie sich wünschte.

Eve fiel zurück in tiefes Schweigen. Ab September 1995 kamen keine Briefe mehr an. Brigitte starb im Herbst 1996, zur gleichen Zeit wie Shizukos sechsundsiebzigjähriger Mann Cornelius (auf Holländisch Kees abgekürzt). Kees war in vieler Hinsicht das genaue Gegenteil von Shizuko. Er war groß, stattlich, ein Stadtmensch aus gutem Hause, und er trug eine akademische Überlegenheit zur Schau, die fast an Arroganz grenzte. Er interessierte sich für beweisbare Fakten. Shizukos Freunde waren in seinen Augen alle ziemlich abgehoben und nicht ganz ernst zu nehmen. Dies änderte sich, als er Eve und Brigitte kennen lernte, mit der ihn die gemeinsame Krankheit verband. Eve schaute Kees mit ihrem durchdringenden Blick in die Augen. Sie ließ ihn erkennen, dass auch er letztlich ein einfacher Sterblicher war – und er begann sich zu öffnen. Sein Sinn für Humor, den er die meiste Zeit seines Lebens hinter einer strengen äußeren Fassade verborgen hatte, begann wie frisches Gras zu sprießen. Er scherzte frei und offen mit Leuten, die ihm vorher ehrfürchtig und distanziert begegnet waren. Shizuko erzählte mir, es sei für sie »eine wertvolle Erfahrung« gewesen, diese Seite ihres Mannes zu entdecken. »Der Krebs befreite seine Liebe«, sagte sie mir.

Als ich Kees traf, stellte ich fest, dass wir beide ein Faible für die Werke von Dylan Thomas hatten und Kees ausgezeichnet über diesen walisischen Dichter Bescheid wusste. Nachdem er sich zu der Ansicht durchgerungen hatte, dass ich vielleicht doch kein so übler Zeitgenosse war, fing er an, einige meiner Bücher zu lesen.

Die Spielfreude der Delfine, die ich darin beschrieb, übertrug sich auch auf ihn. Kees entdeckte die Spiele seiner Kindheit, die er lange wie Edelsteine in einem Safe weggeschlossen hatte. Er fand Spaß daran, anderen Streiche zu spielen. Eines Tages ging er mit Shizuko in einen Supermarkt und kam mit einem riesigen Kürbis – den er nicht bezahlt hatte – auf dem Kopf wieder heraus. Niemand hatte es bemerkt; zumindest machte niemand eine Bemerkung. Als Shizuko mir den Vorfall erzählte, stellten wir uns beide lebhaft vor, was wohl passiert wäre, wenn man ihn zur Rede gestellt hätte. Wir sahen die Szene vor uns wie in Monty Pythons Sketch mit einem toten Papagei, wobei Kees die Rolle des zutiefst empörten John Cleese zukam.

»Ähm ... entschuldigen Sie, Herr Professor, Sie haben da einen Kürbis auf dem Kopf.«

»Nein, habe ich nicht.«

»Doch.«

»Das ist nicht wahr.«

»Doch, es ist so.«

»Das ist kein Kürbis. Das ist ein Hut.«

»Nein, ist es nicht.«

»Doch. Es ist ein kugelförmiger Hut.«

»Menschen tragen keine kugelförmigen Hüte.«

»Natürlich tun sie das.«

»Nein, tun sie nicht.«

»Nun gut, ich tue es.«

Und so weiter

Shizuko erzählte mir später, sie konnte kaum glauben, wie sehr ihr Mann sich in den letzten beiden Jahren seines Lebens veränderte.

»Mit jedem Tag wurde er mehr zu einem Delfin«, sagte sie. Dann korrigierte sie sich: »Na ja, vielleicht weniger zu einem Delfin, eher zu einem Orca.«

»Als er erfuhr, dass er Krebs hatte, war dies wie ein Geschenk für ihn«, erzählte mir Shizuko. »Ich beobachtete, wie er sich veränderte. Er wurde so glücklich« – sie betonte das Wort »so«. »Ich möchte zur Erinnerung an ihn und zum Zeichen seines Glücks etwas tun. Kees entdeckte die Fröhlichkeit der Delfine in deinen Büchern und Videos. Damit auch andere diese Möglichkeit haben, möchte ich, dass International Dolphin Watch eine Dolphin Happiness Group, eine »Delfin-Glücks-Gruppe«, gründet und deine Bücher und alle anderen Delfin-Artikel, die Menschen glücklich machen können, verschenkt. Aber niemand soll sie behalten. Jeder soll sie weitergeben, damit das Glück und die Fröhlichkeit der Delfine sich immer weiter verbreiten.«

Dies war typisch für Shizuko. Sie übergab IDW einen Scheck, um das Vorhaben in die Tat umzusetzen, und sagte, sie hoffe, andere würden dadurch zu ähnlichen Aktionen inspiriert.

Nach Kees Tod hatte Shizuko wieder mehr Zeit für Eve. Sie besuchte Eve im Mai 1999 und nahm zusammen mit ihrer Großmutter Lottie (die mittlerweile weit über achtzig war), ihrem Arzt, Betreuern und anderen an einer Diskussionsrunde teil, in der Eves Situation besprochen und das weitere Vorgehen abgestimmt wurde. Als ich das Protokoll des Treffens las, merkte ich, dass Brigittes Gewohnheit, keinen Stein auf dem anderen zu lassen und alle Möglichkeiten durchzugehen, weiterlebte. Eves medizinische Behandlung wurde diskutiert und man beschloss, eine neue Therapieform auszuprobieren. Sie beinhaltete das Medikament Secretin, das bereits bei anderen Autisten positive Wirkungen gezeigt hatte und Verdauungsstörungen beseitigte.

Der Bericht war durchwegs positiv. Eve kommunizierte wieder mit Hilfe eines PC, auf dem sie einen kurzen Brief an Shizuko schrieb und ihr für ihre liebevolle Fürsorge dankte. Außerdem sollte Eves Vater aus England zu Besuch kommen. Das Protokoll schloss mit der Hoffnung, dass Eve nach Florida zu den Delfinen zurückkehren konnte.

Auch ich machte mir meine Gedanken über Eves Situation. Ich fand, ihre Welt hatte sich durch ihre Verbindung zu den Delfinen enorm vergrößert, auch ohne »Lippenworte«. Die Delfine kommunizierten mit ihr auf einer Ebene, die viel tiefer ging als Worte. Meiner Meinung nach kommunizierte Eve mit einigen Menschen auf ähnliche Art, durch die unmittelbare Übertragung von Gefühlen, Gedanken und Emotionen.

Ich versuchte diese Vorstellung weiterzuspinnen und fragte mich, wie die Welt wohl aussehen würde, wenn wir alle unsere Gedanken lesen könnten. Die völlige Transparenz unserer Gefühle würde unser Leben radikal verändern. In gewisser Weise wäre es auch ziemlich beängstigend.

Ein weiterer Gedanke schoss mir durch den Kopf. Könnte Eves Autismus nicht auch ein Verteidigungsmechanismus sein, ähnlich wie Depression als Schutzschild gegen die harte Realität des Lebens gesehen werden kann? Dann könnten wir zwar stolz auf unsere Leistung sein, sie in die Welt verbaler Kommunikation gebracht zu haben – doch welche Konsequenzen hätte dies für Eve? Möglicherweise schadete man ihr viel mehr, als man ihr nutzte. Vor allem wenn Eves Autismus wirklich die äußere Manifestation psychischer Probleme aufgrund von tiefsitzenden traumatischen Erfahrungen mit Menschen ist, wie es ihr Schreiben nahe legt.

Eves Mutter Brigitte war vollkommen davon überzeugt, ihre Tochter könnte sprechen, wenn sie wollte. In meinen Augen ist es daher viel wichtiger, Eve dazu zu bringen, die Probleme zu lösen, die sie veranlassten, eine Mauer des Schweigens um sich herum zu bauen, anstatt sie zu drängen, ein paar Worte zu sprechen – auch wenn das Sprechen ein Zeichen für eine Verbesserung ihres Zustandes sein kann. Anhand der bisherigen Beobachtungen hatte ich das starke Gefühl, dass die Delfine mit ihrer anscheinend grenzenlosen Offenheit Eve mit Sicherheit auch in Zukunft helfen konnten. Um weitere Fortschritte zu erzielen, musste Eve daher erneut mit Delfinen schwimmen. Dabei erschien es mir grundlegend wichtig, dass sie von jemand begleitet würde, der ein sehr gutes Gespür für alle Vorgänge besaß. Am besten wäre eine Person, die auch die kleinsten Feinheiten der Ereignisse registriert. Als ich darüber nachdachte und überlegte, wer die Rolle des Begleiters und Vermittlers zwischen Eve und einem oder mehreren Delfinen übernehmen könnte, kamen mir folgende Personen in den Sinn: Tricia Kirkman, Bill Bowell, Jemima Biggs und Shizuko Ouwehand. Die letzteren drei kannten Eve bereits persönlich, und hatten eine Beziehung zu ihr, die alles überstieg, was ich als Wissenschaftler anbieten konnte. Allerdings konnte ich als Beobachter mitgehen und im Anschluss beurteilen, welche Fortschritte, wenn überhaupt, festzustellen waren, indem ich die Menschen, die ihr am nächsten standen, befragte.

Als ich über diese künftigen Möglichkeiten nachdachte, fiel mir eine Weiterführung von Rebeccas Vorschlag ein, sich an gute und nicht an schlechte Dinge zu erinnern. Niemand vergisst je die freudige Begegnung mit einem Delfin. Könnten daher neue positive Delfinerfahrungen nicht bleibende gute Erinnerungen schaffen?

Ein anschauliches Beispiel für diese Logik ist die Verwandlung einer Müllhalde in North Ferriby in der Nähe meines Wohnortes am Ufer des Humber-Flusses. 1980 war Riverside Walkway, wie das Gelände heute heißt, ein hässlicher Abladeplatz für Haushalts- und Industriemüll. 1982 wurde die Halde geschlossen und mit einer dünnen Erdschicht bedeckt. Heute befindet sich dort ein wunderschönes, natürlich wirkendes Erholungsgelände – nicht zuletzt dank dem großen Einsatz meiner Frau Wendy –, bevölkert mit wilden Hasen und bei Rehen und Menschen gleichermaßen beliebt. Fünftausend Bäume und Büsche verwandeln den darunter liegenden Müll in ein herrliches Paradies, das Scharen von Vögeln und die Seelen der Menschen nährt, die dort spazieren gehen.

Parallel dazu ist es für Eve nun, nachdem sie die traumatischen Probleme aus ihrer Vergangenheit erkannt hat, an der Zeit, sie zu begraben und nicht immer wieder darin herumzuwühlen. Sie muss etwas Schönes darauf pflanzen. Hoffentlich können künftige Begegnungen mit den Delfinen dazu beitragen, die in ihrem Unterbewusstsein verborgenen Schreckenserfahrungen allmählich zu verwandeln – so wie heute wilde Rosen und Bäume den Riverside Walkway erblühen lassen. Ein Anzeichen dafür könnte sein, dass Eves »Lippenworte« Blüten treiben.

Der große Auftritt

Die Energie der Delfine inspirierte und motivierte eine Gruppe behinderter Kinder zu einer Leistung, die viele für unmöglich hielten. Die Idee dazu kam von Fungie. Als die Oper »Arion und der Delfin« (siehe Kapitel »Arion und der Delfin«, Seite 21) schließlich aufgeführt wurde, verfasste der Librettist Fungie ein Gedicht:

> Irischer Delfin, schnell und ein Single,
> wohnst vor der Küste von Dingle,
> wählst es ab und an zu tingeln
> mit flossenlosen Trauerschlingeln,
>
> bringst Wunder und große Freuden
> zu uns abgestumpften Leuten,
> Dieses Werk aus meiner Hand
> Präsentiere ich dem ganzen Land.
>
> Vikram Seth, aus: »Arion und der Delfin, ein Libretto«
> (Phoenix House 1994)

Ich kann mir vorstellen, wie viel Arbeit in einer professionellen Opernproduktion bis zu ihrer Aufführung steckt. Der Aufwand ist enorm. Die Mühe, die es kostet, eine noch nie aufgeführte Oper auf die Bühne zu bringen, die neben professionellen Schauspielern und Sängern auch noch Hunderte von einheimischen Statisten, darunter viele behinderte Kinder aus vier verschiedenen Schulen, einbezieht und bei der zusätzlich eine militärische Exerzierhalle in ein Opernhaus umgewandelt werden muss, übersteigt mein Vorstellungsvermögen. Und doch schafften wir es.

Zunächst traf ich den Komponisten Alec Roth in Dingle. Er war sehr groß, schlank, konservativ angezogen und hielt einen schwarzen, zusammengeklappten Regenschirm. Nadelstreifenanzug und Melone hätten wunderbar zu ihm gepasst. Er war ein Musterbeispiel eines seriösen Geschäftsmannes in der Londoner Untergrundbahn.

Als ich Alec das erste Mal begegnete, musste ich darüber nachdenken, wie sehr ich darauf getrimmt war, die gesellschaftliche Rolle eines Menschen nach seiner Erscheinung zu beurteilen. Bei Delfinen war das anders, obwohl sie ein hoch entwickeltes Sozialgefüge besaßen. In meinen Augen sahen die meisten Delfine ziemlich gleich aus. Sie schienen ohne Uniformen oder irgendeine Kleiderordnung die jeweilige Rangordnung der anderen erkennen zu können. Gab es derartige Dinge in ihrer Gemeinschaft überhaupt? Und wenn es sie gab, woran erkannten sie sich? Besitzen Delfine eine Art Aura oder eine verborgene Ausstrahlung, die andere Delfine wahrnehmen und einordnen können? Ich fühlte instinktiv, dass sie auf eine Weise kommunizierten, die alles überstieg, was wir Menschen begreifen und messen können.

Daran musste ich denken, als Alec während unserer kurzen Begrüßung eine Bemerkung machte. Er erzählte mir, dass er den Delfin bei seiner Ankunft in Dingle zunächst nicht gesehen, sondern gehört hatte. Er war in der Bucht spazieren gegangen und einem Weg entlang der Felsenküste gefolgt. Alles war still. Auf einmal hörte er einen scharfen Atemzug – es klang wie das Öffnen der Bremsen bei einem Lastwagen. Er schaute über die spiegelglatte Wasseroberfläche, doch er konnte kein Zeichen von Fungie entdecken. Dann hörte er das Geräusch wieder, als der Delfin erneut Atem holte, bevor er, geschmeidig und lautlos wie eine Schlange, zurück in die Tiefen des Meeres glitt und nicht mehr zu sehen war. Der erste Eindruck, den Alec von Fungie hatte, war sozusagen ein »Tonbild« durch das ferne Atemgeräusch des Delfins.

Man könnte einwenden, Alecs Interesse an den Atemgeräuschen des Delfins sei ein wesentlicher Bestandteil seiner Arbeit als Komponist. Für jeden Opernsänger ist der Atem von grundlegender Bedeutung. Um eine Arie singen zu können, müssen Atem, Text und Melodie mit der Genauigkeit eines Uhrwerks aufeinander abgestimmt sein. Trotzdem hatte ich das Gefühl, Alecs erste Wahrnehmung von Fungie war viel mehr als nur eine einfache Reaktion auf das Atemgeräusch des Delfins. Bevor er Fungie auch nur zu Gesicht bekommen hatte, entstand eine Verbindung zwischen ihnen, mehr auf der spirituellen als auf der körperlichen Ebene.

Alec und ich und das ganze Team der Englischen Staatsoper waren in der Pension von Peggy O'Connor untergebracht. Diese lag in einem Bauernhaus etwas außerhalb, westlich von Dingle. Von den oberen Schlafzimmern aus hatte man eine atemberaubende Sicht auf die Bucht von Dingle und die wolkenverhangenen Berggipfel der Macgillycuddy Reeks, die über 3400 Meter hoch waren. Mit dem Fernglas konnte man manchmal sogar

Fungie beim Fischen entdecken, vor allem wenn er einen prachtvollen Lachs in die Luft schleuderte.
Im Westen lagen Slea Head und die berüchtigten Blasket-Inseln, die schon viele Seefahrer ins Unglück stürzten. Genau dort, am westlichsten Punkt Europas, traf sich das ENO-Team zur ersten Probe des geplanten Librettos.
In meinen Augen gehört Slea Head zu den spektakulärsten Küstenlandschaften der Welt. Unterwegs hielten wir an, um einige wie Bienestöcke aussehende Häuser anzuschauen, die von den frühesten bekannten Bewohnern der Halbinsel vor über tausend Jahren erbaut worden waren. Diese außergewöhnlichen Behausungen bestehen aus Steinen, die kuppelförmig aufeinander geschichtet wurden. Sie strahlten etwas Geheimnisvolles und Geschichtsträchtiges aus, das uns auf unsere bevorstehende Zeitreise vorbereitete, bei der wir in die Geschichte Arions eintauchten. Die Sage um den tyrannischen König Periander von Korinth spielte etwa 600 v. Chr. Wie viele Größenwahnsinnige war auch Periander Kunstliebhaber. Arion galt als einer der besten Harfenspieler seiner Zeit und zählte daher zu den Günstlingen des Königs.
Nachdem er eine Zeitlang am Königshof verbracht hatte, reiste Arion zu den griechischen Kolonien in Italien und Sizilien. Er gewann alle Wettbewerbe für Musiker und Dichter, die im Rahmen athletischer Wettspiele in Sizilien veranstaltet wurden. So verdiente er sich ein Vermögen, bevor er triumphierend die Heimreise nach Korinth antrat. Unterwegs erregte der gefeierte Musiker mit seinen Schätzen die Gier und den Neid der Schiffsbesatzung. Sie beschlossen, ihn zu töten. Doch auf dem kleinen Schiff war es schwer, ein Geheimnis für sich zu behalten. Als Arion von ihren Plänen erfuhr, bat er um Gnade. Doch sie weigerten sich.
»Erlaubt mir wenigstens, ein letztes Mal für euch zu singen, bevor ich sterbe«, bekniete er sie.
Man gewährte ihm diesen letzten Wunsch. In seinen edlen Auftrittsgewändern spielte der Musiker und Poet auf seiner Lyra und sang schöner als je zuvor. Angezogen von seinem Gesang begleiteten Delfine das Schiff. Die Besatzung war gebannt von Arions Gesang. Wie hypnotisiert beobachteten sie, wie der Sänger plötzlich über Bord zu den Delfinen ins Wasser sprang.
Ein Delfin trug Arion an Land und der Gerettete kehrte zurück nach Korinth an den Hof Perianders – allerdings ohne seine Reichtümer. Der König vermutete einen hinterhältigen Plan, um ihn um seinen Geldanteil

zu betrügen. Er glaubte die unwahrscheinliche Geschichte des Dichters über seine Verurteilung zum Tod und die anschließende Rettung durch die Delfine nicht und ließ Arion ins Gefängnis werfen.
Als die Seeleute heimkehrten, erzählten sie Periander, sie hätten Arion nach Hause auf die Insel Lesbos gebracht. Arion saß jedoch im Gefängnis in Korinth, was wiederum ihre Geschichte widerlegte. Arion wurde freigelassen, und seine Ehre war wieder hergestellt. Sein Ruhm war größer als je zuvor.
Als Geschenk an die Götter für seine Rettung ließ Arion eine kleine Bronzestatue eines Mannes auf einem Delfin anfertigen und im Tempel von Tainaron aufstellen, wo er an Land gebracht worden war. Der Historiker Herodot sah die Statue zweihundert Jahre später. Sie überzeugte ihn davon, dass die Sage von Arions Rettung, die von den Korinthern mündlich von einer Generation an die nächste überliefert wurde, authentisch war.
Wenn eine Geschichte so lange überdauert wie die von Arion und den Delfinen, muss sie eine besonders fesselnde und magische Ausstrahlung besitzen. Ich fragte mich, was Herodot wohl von unserer neuesten Version gehalten hätte – aufgeführt von einer Theatergruppe auf einer Landzunge in Irland –, wenn er vierundzwanzig Jahrhunderte später zurückgekehrt wäre? Der herrliche Aufführungsort hätte ihm sicherlich gefallen.
Unsere Bühne war eine weiche Wiese auf einer Anhöhe über Dunquin, auf der Orchideen, Bierwürze, Wicken, Klee und eine Menge anderer Wildblumen blühten. Weit unten sah man in einer kleinen Bucht die schwarzen, nach oben gekehrten Rümpfe von etwa einem Dutzend Currachs. Der Ursprung dieser leichten Ruderboote liegt im Dunkel der Zeit verborgen. Die ersten Siedler benutzten mit hoher Wahrscheinlichkeit ähnlich gebaute Boote aus Segeltuch, das über einen leichten hölzernen Gitterrahmen gespannt war, um auf die Blasket-Inseln zu kommen. Von unserem Aussichtspunkt hoch oben auf den Klippen konnten wir die einst bewohnten Felsnasen deutlich sehen. Zwischen uns lag das Meer, das trügerisch friedlich in der Sonne glitzerte, mit seinen gefährlichen Strömungen und im Wasser verborgenen Felsen, die jedem unerfahrenen Seemann zum Verhängnis wurden. Hinter den Inseln erstreckte sich der Atlantik bis hin nach Nordamerika.
Vikram Seth verteilte Kopien seines ersten Kompositionsversuchs des Librettos. Jeder erhielt verschiedene Sprechrollen.
Die Oper beginnt am Hof des Königs Periander (Alec Roth), wo Arion, gespielt von Vikram Seth, um die Erlaubnis bittet, in Sizilien singen zu

dürfen. Die Überschrift zur zweiten Szene lautet: Während Arion zum Meer hin singt, erscheinen der KAPITÄN und die SEELEUTE und beginnen ebenfalls zu singen; die Szene wechselt an Bord des Schiffes, während das Trompetenthema von Korinth langsam ausklingt.

»Wir haben keine Musikinstrumente hier«, sagte Vikram, »aber Horace hat sein wunderbares Didgeridoo dabei. ›Horace‹«, er machte eine Pause und hob theatralisch einen Arm zum Himmel. »Horace«, verkündete er, »wird unser Orchester sein.« Wieder machte er eine Pause. »Die Trompeten bitte, Maestro!«

Ich entlockte meinem Didgeridoo einige tutende Laute. »Wundervoll, wundervoll«, rief Vikram begeistert, »machen wir weiter.«

Der niederländische Bühnengestalter Henk Schut übernahm die Rolle des Kapitäns, der zwischen seiner Gier nach Arions Schätzen und seinem Mitgefühl für den Musiker hin und her gerissen ist. Rebecca Meitlis, Initiatorin und Produzentin des Projekts, und eine Frau namens Angie, die in London unter anderem als Produktionsleiterin tätig ist, sprachen mehrere Nebenrollen.

Und so entfaltet sich die Sage von »Arion und dem Delfin« unter der Leitung von Vikram Seth, der bei seiner Interpretation der klassischen Vorlage von seiner künstlerischen Freiheit reichlich Gebrauch machte. Außerdem stellt er einen Bezug zum 20. Jahrhundert her, indem der Delfin, der unseren Helden rettete, gefangen wird und in Gefangenschaft stirbt.

Dieser Handlungsverlauf überraschte mich positiv. Seit meiner ersten Begegnung mit Donald, der mir sehr deutlich vor Augen führte, dass alle Delfine das Recht haben, frei im Meer zu schwimmen, setze ich mich aktiv gegen die Gefangenschaft von Delfinen ein.

Die Ereignisse auf den Klippen ließen mich wieder einmal darüber nachdenken, welch eigenartige Kräfte die Menschen manchmal bewegen. Wie kann eine einzelne selbstlose Tat eines Delfins das Leben Tausender Menschen verändern? Und wie kann derselbe Delfin zweitausendsechshundert Jahre später, durch Musik, Freude und dadurch Heilung in das Leben behinderter Kinder bringen? Denn genau dies geschah, als die Oper schließlich uraufgeführt wurde. Die Premiere von »Arion und der Delfin« fand am Freitag, dem 17. Juni 1994, statt, und ich war mit meiner Frau Wendy dabei, um dieses Ereignis hautnah zu erleben.

Die ganze Veranstaltung war ein einziges großes Vergnügen. Hoch am Himmel verwandelte die leicht von Wolken verdeckte zitronengelbe Sonnenscheibe die ansonsten trostlose windige Anhöhe in eine märchenhafte Kulisse. Sie tauchte die Szene unter ihr in weiches Licht, was Schauspielern und Gebäuden eine fast ätherische Ausstrahlung verlieh. Es hätte eine Filmkulisse sein können. Eine gespannte Vorfreude lag in der Luft. Dies war nicht einfach eine normale Opernaufführung vor einem routinierten, gutbetuchten Publikum. Nein, an diesem Abend versammelten sich ganz gewöhnliche Menschen, um diesem großen Ereignis beizuwohnen. Bei den meisten handelte es sich um Eltern von geistig und körperlich behinderten Kindern, von denen viele noch nie eine Oper besucht hatten. Und nun waren sie hier, weil ihr kleiner Johnny oder ihre kleine Mary in einer Oper auftraten.

»Arion und der Delfin« war vor allem ein Gemeinschaftswerk. Zudem fand die Aufführung im Rahmen des so genannten Baylis-Programms der ENO statt, das zum Ziel hatte, das Ansehen der Oper zu fördern und wieder mehr Menschen zu begeistern, um neue Besucher zu gewinnen. Monatelang arbeitete Alec Roth an den Vorbereitungen und motivierte über dreihundert Jugendliche, darunter viele geistig und körperlich Behinderte, zu singen und zu musizieren. Sie hatten an diesem Abend ihren großen Auftritt.

Einen hässlicheren und unpassenderen Ort auf der Welt für ein so gefühlvolles Ereignis wie eine große Musikaufführung zu finden als die Exerzierhalle von HMS Drake, wie die Baracken der Royal Navy in Devonport heißen, wird schwer sein. Das Gebäude ist kalt und schmucklos. Die Veranstalter verfügten über ein sehr begrenztes Budget, das hauptsächlich von Sponsoren bereitgestellt worden war. Es stand außer Frage, eine Exerzierhalle vorübergehend in ein Opernhaus umzuwandeln. Die Bühne bestand daher größtenteils aus Brettergerüsten. Mit Hilfe von Plastikplanen, die von der Decke hingen, wurden äußerst kreativ Unter- und Überwasserszenen umgesetzt. Dadurch wurden die Zuschauer nicht sofort in eine glamouröse Fantasiewelt versetzt, wie es sonst bei ähnlichen Live-Aufführungen und vor allem bei Opern mit einem aufwendigen Bühnenaufbau der Fall ist. Es kam also ausschließlich auf die Magie der Schauspieler an, welche die Zuschauer in die Welt der Imagination entführen mussten.

Und das taten sie.

Meine mangelnden praktischen Musikkenntnisse ließen mich gnädigerweise sämtliche technischen Pannen überhören. Ich nahm das Geschehen einfach als Ganzes auf und genoss es zutiefst. Mich bezauberten die Szenen, in denen viele Kinder zwischen blauen Plastikplanen auf der Bühne herumtanzten und zu Delfinen im Meer wurden. Wenn sie dabei aus Versehen jemand umrannten, dann unterstützte dies in meinen Augen nur die spielerische, sorglose Spielplatzatmosphäre, die die jungen Schauspieler vermitteln wollten.

Am Schluss der Vorstellung zeigte das Publikum durch lautes Klatschen seine Begeisterung. Als der Applaus verebbte, sah man stolze Eltern und Großeltern in überfüllte provisorische Umkleideräume eilen, um ihre aufgeregt plappernden Kinder samt ihren Kostümen in Empfang zu nehmen. Dann machten sich alle auf den Weg nach draußen, wo das große Finale in Form eines spektakulären Feuerwerks stattfand. Die große Galavorstellung von »Arion und der Delfin« endete ganz formell, als ein einsamer Hornist »The Last Post« blies.

Die letzten schwachen Sonnenstrahlen erhellten den Himmel, als wir schließlich aufbrachen. Es war bald Sommersonnenwende. Auf dem Weg zu unserem Auto musste ich wieder einmal an die Kette von Ereignissen denken, die mich nach Plymouth geführt hatte. Wie unglaublich erfüllt und freudig war mein Leben geworden, nachdem ich vor fast zwanzig Jahren dem Delfin Donald begegnet war. Ich wusste auch, dass die magischen Momente nie aufhören würden. Sogar unsere Gastgeber in der Pension, in der wir übernachteten, sollten eine Rolle auf meinem magischen Weg zur Heilkraft der Delfine spielen.

Musik hatte durch die CD Dolphin Dreamtime bereits eine wesentliche Rolle auf meiner Suche gespielt. Im Ki-und-Delfin-Heilungszentrum in Kyoto rückte die Musik unter einem weiteren Aspekt ins Rampenlicht. Eigens zur Eröffnung des Zentrums komponierte Konoe, die Frau des Priesters, eine Melodie, die einem nicht mehr aus dem Kopf ging. Man musste sie ständig vor sich hinsummen. Ein japanischer Text wurde dazu geschrieben und nach einigen Vorbereitungen sang Shizuko das Lied mit ihrer wundervollen Stimme. Sie animierte alle, mit ihr zu singen. Das Lied hieß »Iruka No Uta«, Delfin-Lied.

Ein japanischer Musiker, Besitzer einer wertvollen amerikanischen Trompete aus den Dreißigern, spielte die Delfin-Melodie virtuos in verschiedenen Stilrichtungen, vom Blues bis hin zu Rock'n'Roll.

Als die deutsche Musikerin Radha das Lied zum ersten Mal hörte, hielt sie es für ein japanisches Volkslied. Sie wusste nicht, woher es kam, und nahm eine ganze CD mit Iruka-Variationen auf.

Ich liebe Musik, doch ich spiele kein Instrument – es sei denn, man zählt das Didgeridoo dazu! Jedes Mal, wenn ich Radhas Pianoaufnahme von

Iruka höre, dringt sie tief in mein Unterbewusstsein und befreit auf eigenartige Weise meine Gedanken. Ich bin überzeugt, dass ihre Musik meine Gehirnströme verändert, auch wenn ich dies nie durch Messungen überprüft habe. Radhas Iruka-Version eignet sich in meinen Augen wunderbar für einen kurzen Erholungsschlaf. Ich mache das sehr oft. Außerdem lasse ich sie bei langwierigen kreativen Schreibprozessen unentwegt im Hintergrund laufen. Meine Bücher sind sehr persönlich und entwickeln ein richtiges Eigenleben. Beim Schreiben habe ich das Gefühl, direkt zum Leser zu sprechen. Eigenartigerweise fand ich nach vielen Erfahrungen heraus, dass meine Worte ihren Weg zur gedruckten Form am besten finden, wenn ich sie in Langschrift auf Schmierpapier kritzle, das ich auf einem Klemmbrett befestige.
Da meine Gedanken dazu neigen, beim Schreiben in den Schmetterlingsmodus umzuschalten, ist meine Langschrift häufig völlig chaotisch, mit vielen doppeldeutigen Worten und Sätzen. Daher war es mir ziemlich unangenehm, als ich Susie aus den nahen Redcliff Studios die Manuskriptseiten dieses Buches übergab. Sie schrieb sie um beziehungsweise verwandelte sie auf wunderbare Weise in den Text, den Sie nun lesen. Um diesen grotesken Vorgang zu rechtfertigen, möchte ich eine der wertvollen Lektionen zitieren, die ich von Cheryl Hutchins und den Delfinen lernte: Sei, wer du bist, und nicht, was die anderen von dir erwarten.

Der Delfin-Dom

Kurz bevor ich losfuhr, um bei der Galavorstellung von »Arion und der Delfin« in Plymouth dabei zu sein, fand ich eine Notiz der IDW-Sachbearbeiterin für Erziehung auf meinem Schreibtisch:

> Leila Edwards schrieb mir kürzlich und fragte nach Informationen über Delfine für Schulprojekte. Falls gewünscht, können Sie bei ihr übernachten, wenn Sie zu der Opernaufführung nach Plymouth fahren. Leila ist die Leiterin des Studentenservices und stellvertretende Konrektorin am Plymouth College für Fort- und Weiterbildung.

Die Notiz enthielt eine Adresse und Telefonnummer. Ich nahm Leilas freundliches Angebot an und schloss sie gleich beim Hereinkommen ins Herz. Schon bald waren wir in eine angeregte Unterhaltung vertieft. Während meine Frau und Leila sich hörbar gut miteinander verstanden, führte ich tiefgehende Gespräche mit Leilas Mann Phil, der, wie ich entdeckte, sensorische Umgebungen erforschte.

Phil erklärte, wie er mit Hilfe von relativ billigen Materialien, die er von Theaterausstattungszulieferern bezog, viele verschiedene Umgebungen gestalten konnte, von leise bis laut, ganz dunkel bis sehr hell und von rein statisch bis bewegt. Die Umgebungen waren außerdem interaktiv. Die verschiedenen Elemente konnten durch unterbrochene Ultraschallstrahlen kontrolliert werden, eine Technik, die auch in manchen Alarmanlagen verwendet wird. Wenn die Strahlenbündel an verschiedenen Stellen unterbrochen wurden, löste man eine Vielzahl unterschiedlichster Reaktionen aus. Ließ man seinen Finger an einem bestimmten Punkt durch den Strahl gleiten, so konnte man auf diese Weise ein ganzes Symphonieorchester zum Spielen bringen. Wurde der Strahl an anderen Stellen durchbrochen, hörte man plötzlich Meeresrauschen oder Rock-and-Roll-Musik.

Phil zeigte mir ein selbst gedrehtes Video, auf dem seine experimentellen Konstruktionen in Aktion zu sehen waren. Er erklärte, wie sehr er sich wünschte, weitere Untersuchungen durchzuführen, um einen Standard zu erreichen, der ihn in höherem Maße qualifizieren würde. Phils Kombination von Kunst und Wissenschaft ließ sich sehr gut mit meiner Vorstellung verbinden, Delfinbegegnungen künstlich zu kreieren. Wenn ich Phils Konzept etwas abwandelte, könnte ich – insbesondere durch den Einsatz von visuellen und Soundeffekten – unter Umständen eine ganze Skala verschiedener Gefühle erzeugen, beispielsweise auch die freudige Erregung bei einer Delfinbegegnung.

Ich hatte bereits eine Idee für ein Delfin-Therapiebecken, in dem die Besucher in eine heilende Wasserwelt eintauchen sollten. Doch diesem Konzept waren Grenzen gesetzt – nicht zuletzt wegen der hohen Kosten für den Bau und Erhaltungsaufwand eines solchen Beckens. Die Vorstellung, viele verschiedene Sinnesreize mit Hilfe von relativ günstigem und leicht erhältlichem Material erzeugen zu können, war äußerst interessant und verlockend. Sie würde den heilenden Energien der Delfine völlig neue Türen öffnen und sie für jedermann zugänglich machen. Bevor es allerdings so weit war, musste noch einiges geklärt werden.

Als wir Plymouth verließen, hatte ich eine klare Vorstellung davon, wie wir vorgehen sollten. Mein langfristiges Ziel bestand darin, eine interaktive sensorische Umgebung zu schaffen, die verschiedene Elemente der Delfintherapie enthielt. Sie könnte statisch oder bewegt sein. Ich zweifelte nicht, dass es möglich war, ein geeignetes Projekt auszuarbeiten, das ausreichend Forschungspotenzial bot, um als Doktorarbeit von einer Universität angenommen zu werden. Es gab jedoch ein großes Hindernis: Geld. Phil müsste unbedingt Forschungsgelder erhalten. Als Vater von minderjährigen Kindern hatte er Verantwortung zu tragen. Er benötigte nicht übermäßig viel, doch er konnte es sich unmöglich leisten, drei Jahre lang das Leben eines mittellosen Studenten zu führen. Die Mittel von International Dolphin Watch waren äußerst begrenzt, so dass wir ihn nicht unterstützen konnten.

Die Zeit verging. Phil und ich arbeiteten weiterhin an der Frage, welche Rolle eine interaktive sensorische Umgebung in der Delfintherapie spielen könnte. Eine Teilnahme an der staatlichen Lotterie verwarfen wir. Als wir uns wieder einmal den Kopf zerbrachen, um eine Lösung zu finden, änderte sich Phils private Situation. Seine Frau Leila trat eine neue Arbeitsstelle an, und die Familie zog von Plymouth weg. Kurze Zeit später bekam das Projekt frischen Wind. Ein neuer Mitspieler, Trevor Goldsmith, kam ins Spiel.

Trevor war äußerst kreativ. Ich traf ihn das erste Mal auf einem meiner Playshops im Flint House in Lewes, Ost-Sussex. Er verdiente seinen Lebensunterhalt als Fischer und besaß ein kleines Boot, das im nahen

Newhaven lag. In dem Playshop verriet er, wie gerne er beim Fischen Mozart hörte. Oft umkreisten Delfine sein Boot. Er träumte davon, ein Boot zu konstruieren, auf dem Kinder aus ärmeren Schichten mit dem Meer, und vor allem mit den Delfinen, in Berührung kämen. Dieses Ziel lag genau auf der Linie von International Dolphin Watch. Durch diese gemeinsame Basis entstand bald eine enge Freundschaft.

Kurz nachdem ich ihn im Flint House kennen gelernt hatte, kam Trevor Goldsmith zu mir nach Hause. Bei seinem Besuch erfuhr ich mehr über den bescheidenen Fischer und seine Vision. Der Mann war ein Genie. Er war ein begnadeter Bildhauer, genialer Bootsdesigner und bemerkenswerter Meeresforscher. Außerdem besaß er klare moralische Prinzipien, was die kommerzielle Umsetzung seiner kreativen Ideen anging. Aufgrund meiner eigenen Erfahrung mit rücksichtslosen Geschäftsleuten erkannte ich, dass Trevor auf diesem Gebiet ziemlich naiv war. Er war sich darüber im Klaren, und seine Vertrauensseligkeit hatte ihn bereits einiges gekostet. In meinen Augen machte ihn diese Eigenschaft jedoch umso sympathischer. Zudem entwickelte Trevor mit unkontrollierbarer Begeisterung neue Ideen, die seinen Geldbeutel ständig bis an die Grenzen strapazierten.

Eine meiner neuen Ideen führte uns näher zusammen. Ich fragte mich, ob es möglich wäre, eine interaktive sensorische Erlebniswelt in einem kuppelförmigen Gebäude zu errichten. Die Anregung erhielt ich nach einer Vorführung des Musikers und Geschichtenerzählers Ken Shapley auf einer Konferenz zum Thema Delfintherapie in London im Juni 1996. Shapley wollte die Essenz der Delfine nachempfinden und in ein heilendes Umfeld bringen, indem er durchscheinende blaue Stoffbahnen über ein provisorisches kuppelförmiges Gerüst, das eher wie ein Zelt aussah, drapierte. Von außen beleuchtet, erstrahlte das Innere in blau glänzendem Licht. Delfinbilder, die auf den Stoff gemalt waren, weckten bei den Besuchern, die mit dem Gesicht nach oben im Innern lagen, das Gefühl, unter Wasser und von Delfinen umgeben zu sein. Um den Zauber zu vervollkommnen, erfüllte Ken das Innere der Kuppel mit den hypnotisierenden Tönen seines Didgeridoos.

Phil Edwards Experimente fanden in einer riesigen Halle statt. Die Materialien, mit denen die verschiedenen Effekte erzeugt wurden, waren für jedermann sichtbar. Dies sollte in meiner Vorstellung im Delfin-Therapie-Dom anders sein. Die Besucher sollten nur die von verschiedenen Hilfsmitteln generierten Effekte wahrnehmen. Ich wollte nicht, dass die

Menschen im Inneren des Doms durch Maschinen und technische Vorrichtungen abgelenkt würden. Sie sollten fühlen, dass sie einen Raum betraten, in dem magische Dinge passieren konnten. In diesem Raum konnten sie mit Sound und visuellen Bildern spielen. Indem sie mit ihrem Finger einfach verschiedene Lichtschranken unterbrachen, konnten sie eine Vielzahl unterschiedlicher sinnlicher Wahrnehmungen aktivieren. Unter der Kuppel sollte ein idealer Spielplatz für Erwachsene und Kinder entstehen, an dem alle ihre Probleme loslassen und in eine fantastische Delfinwelt eintauchen konnten.

Im März 1997 stellte ich dieses Konzept den Mitgliedern von IDW in Form eines schriftlichen Entwurfs mit dem Titel Delfin-Dom-Projekt vor. In dem Artikel erklärte ich, wie Kunst, Wissenschaft und Technik bei der Schaffung einer künstlichen Delfinerfahrung ineinander griffen. Die Wirkung dieser Erfahrung könnte erforscht werden, um neue Therapieformen, vor allem für Schwerbehinderte, zu entwickeln.

Kurze Zeit später kündigte ich meine Pläne an, das gesamte Konzept in Form der so genannten Doppelkuppel, die aus einer inneren und einer äußeren Kuppel bestand, noch einen Schritt weiter zu bringen. Im Zwischenraum waren die technischen Geräte für die verschiedenen Effekte untergebracht. So waren sie von innen – wie ein Zwischengeschoss in einem Haus – nicht sichtbar. Das Ganze würde von außen und innen also wie eine einfache Kuppelkonstruktion aussehen. Innen konnten die Patienten die hörbaren, visuellen und taktilen Effekte, die von den Delfinbildern ausgingen, beliebig variieren. Die Geräte konnten zudem von den Betreibern gesteuert und überwacht werden. Dies ermöglichte es, Studien durchzuführen und auszuwerten, welche Aspekte unserer simulierten Delfinerfahrungen die größte Wirkung auf Autisten und Menschen mit anderen neurologischen Störungen hatten.

Im Oktober 1997 wurden die ersten provisorischen Konstruktionspläne für einen Delfin-Dom mit Doppelkuppel gezeichnet, der abgebaut und in einem Möbelwagen transportiert werden konnte. Trevor nutzte seine Fähigkeiten als Bootsbauer und entwarf eine Kuppel, die aus einem rippenförmigen Gerüst bestand, das für einen leichten Transport schnell zusammengelegt werden konnte. Mit dem Möbelwagen konnte man den Dom an verschiedene Orte bringen, wo er von Experten bei Patienten mit besonderen Erkrankungen getestet werden könnte.

Die logische Vorgehensweise bei einem derartigen Projekt bestand darin, zuerst Forschungsergebnisse zu evaluieren und daraus neue Therapie-

programme abzuleiten. Doch Trevor und ich waren beide viel zu ungeduldig, um uns auf diesen langwierigen Prozess, der Jahre dauern konnte und zudem schwer zu finanzieren war, einzulassen. Wir wussten, dass unser Dom kommerziell zahlreiche Anwendungsmöglichkeiten auf konventionellem Gebiet bot, auch wenn wir die optimalen Bedingungen für einen Einsatz als Therapiemethode noch nicht kannten. Daher beschlossen wir, einen Dom zu bauen, der sofort einsetzbar war, und ihn je nach Bedarf für strukturierte wissenschaftliche Studien zu verwenden.
Alle, denen ich von unserem »mobilen Delfin-Dom-Projekt« erzählte, hielten es für eine wunderbare Idee. Überraschenderweise brachten unter anderem ein fiktiver Delfin namens Dilo und die italienische Künstlerin Sally Galotti das Projekt einen weiteren Schritt voran.

Dilo-Dom

Die Publikumsreaktionen auf die Oper »Arion und der Delfin« führten mir wieder einmal die starken Gefühle vor Augen, die Delfinbilder jeglicher Art hervorrufen können. Die Möglichkeit, aktiv an einer Opernaufführung mitzuwirken, hatte offensichtlich einen großen therapeutischen Effekt auf die behinderten Kinder. Doch welche Rolle der Delfin bei diesem Heilungsprozess spielte, war unklar.

Das Verhalten der jungen Frau, die von Percys Foto während meiner ersten Begegnung mit Dr. Nakagawa völlig in Bann gezogen war, brachte mich auf die Idee, dass Delfinbilder eigene Heilenergien besitzen. Damals war es das Bild eines echten Delfins – dessen therapeutische Kräfte ich selbst kennen gelernt hatte –, das sie anzog. Ich fragte mich, ob Hilfesuchende auch von Bildern fiktiver, zum Beispiel gemalter Delfine profitierten.

Ich hatte einen solchen Delfin erfunden, den ich Dilo nannte. Auch wenn Dilo ein erdachter Name war, lagen seinen Abenteuern, die ich in mehreren Kinderbüchern beschrieb, persönliche Erfahrungen zugrunde. Deshalb war Dilo zumindest für mich ein real existierender Delfin.

Dass Dilo tatsächlich eine heilende Wirkung haben könnte, wurde mir klar, als ich die junge italienische Künstlerin Sally Galotti kennen lernte. Sally nahm Kontakt zu mir auf, nachdem sie 1996 die italienische Ausgabe meines Buches »Journey into Dolphin Dreamtime« gelesen hatte. Aus ihrem Brief erfuhr ich, dass sie für Walt Disney arbeitete, und ich war sehr erfreut, als sie mir anbot, Dilo in prächtigen Farben zu illustrieren. Innerhalb kurzer Zeit fand Sally einen italienischen Verleger, Edizione punto d'incontro, der eines der Dilo-Bücher in Farbe herausgeben wollte.

Im Laufe der nächsten Wochen lernte ich Sallys starken Willen kennen. Hatte sie etwas begonnen, zog sie es durch, selbst wenn intensive und hartnäckige Bemühungen notwendig waren. Neun Monate lang arbeitete Sally in ihrem Studio zu Hause in Mailand. Gelegentlich flatterten mir Skizzen ins Haus. Doch erst als das Werk vollendet war und ich ihre fertigen Illustrationen sah, wurde mir bewusst, wie viel Mühe sie in dieses Projekt investiert hatte.

Man erkannte den Einfluss ihrer Arbeit bei Disney sowohl am Stil als auch am Inhalt von Sallys leuchtend bunten Dilo-Bildern. Trotzdem waren es nicht nur kommerzielle Mickey-Maus-ähnliche Zeichnungen. Sie besaßen eine liebenswerte, humorvolle Ausstrahlung. Mehr noch, in ihnen lag eine Kraft, die aus Sallys Seele kam.

Mit der Zeit erkannte ich, was Sally zu ihren enormen Leistungen antrieb. Sie wollte sich selbst helfen, indem sie Kindern half, vor allem aidskranken Kindern in rumänischen Sterbehäusern. Der italienische Fernsehmoderator Mino Damato, der sich unermüdlich für Menschenrechte und das Wohl von Kindern einsetzte, brachte sie mit diesem aufwühlenden Thema in Berührung. Er sammelte Spenden und reiste selbst nach Rumänien, um dafür zu sorgen, dass das Geld ordnungsgemäß verwendet wurde.

Mino nahm Sallys Angebot, zu helfen, an und sie brachte ihr Talent als Künstlerin mit ein. Sally sandte mir Fotos von ihren Besuchen in den Sterbehäusern, auf denen sie Bilder von Dilo auf die Zimmerwände malte.

Das Verhalten der Kinder überraschte und überwältigte Sally. Sie turnten lachend um sie herum, umarmten und küssten sie. Mehr als alles andere sehnten sie sich nach Liebe. Und Sally gab sie ihnen. Außerdem legte sie ihre ganze Liebe in die Bilder von Dilo, die sie gemeinsam mit den Kindern auf die Wände malte – eine Liebe, die die Kinder auch dann noch fühlen konnten, wenn Sally wieder weg war.

Als ich mit ihr telefonierte, erzählte sie mir herzzerreißende Geschichten. Ein fünfzehnjähriges Mädchen, das wie neun aussah, berührte Sally tief. Sie schickte mir ein Foto des Mädchens in einem violetten Kleid, während sie Sally beim Malen half. Das kleine Mädchen starb während Sallys nächstem Besuch. Doch solange sie in dem Sterbehaus war, zeigte Sally ihren Schmerz nach außen hin nicht. Ihre Aufgabe bestand darin, Liebe und Freude in das Leben der Kinder, die noch lebten, zu bringen, und nicht Traurigkeit.

Im letzten Kapitel von »Dilo und der Ruf der Tiefe«, das in Italien mit Sallys Illustrationen unter dem Titel »Dilo e it richiamo degli abissi« veröffentlicht wurde, verliert der junge Delfin seine Mutter, die sich in einem Netz verfängt und stirbt. Als Dilo den Nachthimmel betrachtet, sieht er das Sternbild Delfin und erkennt seine Mutter. In diesem Moment weiß Dilo, dass der Geist seiner Mutter, auch wenn sie tot ist, immer bei ihm sein wird, um ihm Rat zu geben und ihn zu trösten.

Sallys ergreifendes Bild zu diesem Augenblick Dilos Erkenntnis zählte bei weitem zu den beliebtesten bei den Kindern in Rumänien. Als sie mir dies erzählte, wurde mir klar, dass Dilo den Kindern – und ihren Betreuern – half, mit dem Tod zurechtzukommen.

Doch dann machte Sally eine Bemerkung, die mich verblüffte. Sie sagte, einige Kinder besäßen so viel Lebensfreude und geistige Stärke, dass sie glaubte, sie würden nicht sterben.

Ich fand Sallys Vermutung, einige Kinder könnten überleben, sehr spannend. Wieder musste ich an Dr. Nakagawa denken. Ich hatte ihn bei seiner Arbeit gesehen. Außerdem hatte ich ein Buch von einer seiner Patientinnen, einer erfolgreichen Zahnärztin, erhalten, in dem sie schilderte, wie sie von ihrem Krebs im Endstadium geheilt wurde. Shizukos Freundin Lilo hatte ihren Krebs auf ähnliche Weise geheilt. Warum sollte ich, oder irgendjemand anders, es also als unabänderliche Tatsache akzeptieren, dass die aidskranken Kinder in Rumänien alle zum Tode verurteilt waren? Könnten nicht vielleicht manche dem Tod entgehen, und zwar mit Hilfe desselben Energiefeldes, das Dr. Nakagawa auf seine Patienten übertrug und das laut seinen Behauptungen auch von lebenden Delfinen und Delfinbildern ausgestrahlt wurde?

Ich fühlte instinktiv, dass Sallys positive Einstellung hinsichtlich der Situation in Rumänien, zusammen mit anderen Faktoren, bei einigen Kindern zu einer Remission von Aids führen konnte.

Ein weiteres bedeutsames Erlebnis, das meine Meinung bezüglich der Heilwirkung von Delfinbildern bestärkte, ereignete sich 1998 bei einem Besuch mit Sally im Muller-Kinderkrankenhaus in Los Angeles. Dort trafen wir den Chefarzt Dr. Mel Marks, der den Kindern in einer unbedrohlichen Umgebung die bestmögliche medizinische Versorgung geben wollte.

Vor den Klinikangestellten und einigen Patienten hielt ich einen Vortrag über die heilenden Energien der Delfine, in dem ich meine Zukunftsvision erklärte, unter anderem auch die Idee eines interaktiven sensorischen Dilo-Doms (anstatt Delfin-Dom, um zu vermeiden, dass die Leute eine Delfin-Show mit lebenden Tieren erwarteten). Dr. Marks zeigte uns das ganze Krankenhaus. Die Gänge waren bemalt mit Szenen von Piratenschiffen und Schatzinseln. In der großen Empfangshalle befanden sich mehrere Spielmöglichkeiten.

Dr. Marks führte uns in einen Raum, in dem man den Kindern den Gipsverband abnahm. »Schauen Sie sich das an«, sagte er. Der Raum war vollgestopft mit medizinischen Geräten. »Dieser Anblick ist für die Eltern entmutigend und für die Kinder beängstigend. Wenn man sie direkt hierher bringt, kann dies Ängste auslösen. Deshalb möchte ich das Krankenhaus lustig und ansprechend gestalten. Ich möchte, dass die Kinder gerne in

mein Krankenhaus kommen. Glücklichsein ist die beste Medizin. Die Behandlung schlägt besser an, wenn die Kinder entspannt sind, egal was ihnen fehlt.«
Diese Ansicht gefiel mir. Hier war ein Schulmediziner, der sein Krankenhaus zu einem lebensfrohen, heilenden Ort umgestalten wollte.
Dr. Marks hätte uns nicht mehr Mut machen und helfen können. Wenn wir das Geld dafür aufbringen könnten, erklärte Dr. Marks, würde er gerne einen Dilo-Dom im Park des Krankenhauses aufstellen. Mir war bewusst, dass dies eine wertvolle Gelegenheit darstellen würde, um gleichzeitig Therapie und Forschung zu betreiben.
In meiner Vorstellung sollte Dilo die Kinder im Inneren des Doms in eine magische Unterwasserwelt entführen. Am wichtigsten aber war mir, dass Dilo den Kindern – vor allem den schwerkranken Patienten – half, in eine andere Realität einzutauchen. Dadurch würden echte Verbesserungen ihres Gesundheitszustandes möglich werden und sie würden nicht nur in eine vorgegaukelte Fantasiewelt entfliehen.
Mein Besuch in Kalifornien im Jahr 1998 war eine großartige Lernerfahrung. Nach meiner Rückkehr hatte ich eine noch klarere Vision davon, wie Dilo kranken Kindern helfen konnte. Ich beschrieb die neue Entwicklung in der regelmäßig erscheinenden Mitgliederzeitung von International Dolphin Watch. Auf dem Titelblatt befand sich ein neues farbenfrohes Bild von Dilo, das Sally gemalt hatte, und die Botschaft:

Dilo, der Delfin
bringt Lebensfreude, Liebe und Heilung
zu den Kindern dieser Welt.

Ed Bentham von der Huron-Universität in Kensington, London, war einer der Menschen, die meine Begeisterung für das Dilo-Dom-Projekt teilten. Einige Studenten dieser renommierten Bildungseinrichtung kamen aus Familien, die Beziehungen zu Diplomatenkreisen und Wirtschaftsgrößen hatten. Viele kamen aus weiten Teilen der Welt. Man erwartete von ihnen, dass sie unter anderem praktische Erfahrungen in speziellen Praxisprojekten sammelten. Ed war der Meinung, dass die Erstellung eines Geschäftsplanes und einer Kalkulation für die Bau- und Unterhaltskosten eines Dilo-Doms eine wertvolle Praxisübung für seine Studenten war. Daher organisierte er ein Treffen an der Universität, bei dem Trevor und ich gemeinsam mit etwa achtzehn weiteren am Dilo-Dom-

Projekt beteiligten Personen die nächsten Schritte besprachen, um das Konzept weiter voranzubringen.
Aus dieser Diskussionsrunde ergaben sich mehrere wesentliche Faktoren. Erstens bot der Dom fast unbegrenzte kommerzielle Möglichkeiten. Wir waren uns einig, dass wir das Projekt am besten realisieren konnten, indem wir es als rentables kommerzielles Unternehmen konzipierten, das nicht zwangsläufig direkt mit Delfinen zu tun haben musste, sondern zunächst die finanziellen Mittel und Voraussetzungen für unsere eigentlichen Ziele schaffen sollte.
Die von Trevor entwickelte spezielle Bauweise ermöglichte beliebige Kuppelgrößen, von ganz klein bis riesengroß. Daher konnten die Kuppeldome für viele verschiedene Verwendungszwecke eingesetzt werden, vom mobilen Dom für Bildungseinrichtungen und Ausstellungen bis hin zu permanenten Anlagen zur Unterhaltung.
Je nach Größe konnten die verschiedenen Modelle eine Vielzahl an Möglichkeiten beinhalten – zum Beispiel einen Wasserfall, der einem Becken entspringt, in das Laseranimationen projiziert werden. Ein derartiges Becken könnte auch als Delfin-Therapiebecken genutzt werden. Das Zusammenspiel neuester Technologien sollte eine verblüffende Bandbreite an hörbaren und visuellen Effekten um das Becken herum erzeugen. Bewegte Bilder könnten auf riesige Bildschirme projiziert werden. Die meisten dieser Features sollten interaktiv sein, damit die Menschen im Inneren des Doms ihre eigene umfassende sensorische Erfahrung kreieren konnten.
Um seine Vision zu erweitern, ließ sich Trevor von dem heiligsten Platz im antiken Griechenland – Delphi auf dem Berg Parnassus – inspirieren. Die Menschen kamen einst von weit her, um vom delphischen Orakel ihr Schicksal zu erfragen und im Tempel des Apollon zu ihren Göttern zu beten. In einem riesigen Stadion fanden zu ihrer Unterhaltung verschiedene Aufführungen statt. Die Stadt florierte. Durch das Geld der Pilger und ihrer Opfergaben sammelten sich in Delphi die wertvollsten Schätze der griechischen Antike an. Mit diesen Gedanken im Hinterkopf ließ Trevor seiner Fantasie freien Lauf. Er entwickelte ein visionäres Konzept von einem Dom, umgeben von Wasserfällen, die sich über riesige Walflossen in eine Art Wassergraben ergossen.
Beim Betreten des Doms würden die Besucher auf einem weitläufigen Rundweg an Nachbildungen heiliger Bauwerke in verschiedenen Umgebungen vorbeigeführt. Durch Fenster konnte man das Leben der Pflan-

zen und Tiere unter dem Wasserfall bewundern. Abseits des Rundwegs sollten Räume für eine Vielzahl ergänzender Therapiemöglichkeiten, zum Beispiel Aromatherapie, zur Verfügung stehen. Überall konnte man bequem mit dem Rollstuhl hingelangen. In der Mitte des Domes sollten über tausend Personen die Vorführungen in der zentralen Arena verfolgen und sich daran beteiligen können.
Trevor erzählte Sally von seiner Vision. Sie fügte seinen Skizzen ihre eigenen Interpretationen hinzu und erschuf eine fantasievolle künstlerische Darstellung, wie der Dom innen und außen aussehen würde. Ihr Gemälde, das den Dom unter einem sternenübersäten Himmel zeigte, ähnelte einem gigantischen Raumschiff.
Bei einem Treffen in der Huron-Universität am 23. November 1999 hatte Trevor einige aufregende Neuigkeiten zu berichten. Eine große internationale Baufirma interessierte sich für das Dilo-Dom-Projekt. Und in Irland entstand ein Platz für den ersten Prototyp. Die Dinge gerieten also in Bewegung.
Die Baupläne für einen mobilen Dom waren ebenfalls schon weit fortgeschritten. Ich spielte bereits mit der Idee, mit einem mobilen Dom durch Europa und nach Rumänien zu reisen. Mehrere Leute boten spontan ihre finanzielle Hilfe an. Durch diese großzügige und freundliche Unterstützung fühlte ich, dass die Chancen gut standen, auch diesen Traum zu verwirklichen.

Delfinische Vernetzung

ICERC ist die Abkürzung für International Cetacean Education Research Centre (dt. Internationales Meeressäuger-Bildungs-und-Forschungszentrum) – für die meisten Leute viel zu lang, um es auszusprechen. Daher spricht man in englischsprachigen Ländern meistens von »Eye Search« (dt. »Blickkontakt«), so das passende Lautwort von ICERC.
ICERC wurde von der Australierin Kamala Hope Campbell gegründet, deren Leben sich 1982 veränderte, nachdem ihr Delfine im Traum erschienen waren. Bis dahin hatte sie Delfine als Fische angesehen. In der darauffolgenden Woche lernte sie, dass Delfine Meeressäuger sind, ihren Atem bewusst steuern und vierundzwanzig Stunden am Tag wach sind. Am meisten beeindruckte Kamala, dass sie die Nähe der Menschen suchten, obwohl wir sie und ihre großen Verwandten, die Wale (die wir nahezu ausgerottet haben), verfolgten und verletzten.
In ihrem Heimatland Australien war ein neues Bewusstsein gegenüber den Delfinen erwacht. Die Februarausgabe 1986 des International-Dolphin-Watch-Magazins »Dolphin« enthielt den folgenden Brief einer Freundin Kamalas.

> Liebe Delfin-Freunde,
> wir haben ein Delfin-Begegnungsnetzwerk, Dolphin Encounter Network, gegründet, um die Verbindung zwischen Menschen und Meeressäugern zu stärken. Zurzeit geben wir Seminare in Australien, in denen wir eine besondere Meditationsform üben, das so genannte Delfinträumen.
> Durch eigens komponierte Musik und Soundeffekte öffnen wir unsere Herzen und unseren Geist für die Welt der Meeressäuger. Die australischen Aborigines sind seit Jahrtausenden in die Traumwelt der Delfine gereist. Es scheint, dass die Delfine und Wale heute, wo die Menschheit sich an einem Wendepunkt der Geschichte befindet, Kontakt zu uns suchen und mit uns kommunizieren wollen.
> Während dem Delfinträumen erhalten die Teilnehmer hoffnungsvolle Botschaften und berichten häufig über Linderung körperlicher Beschwerden.

Delfine und Wale geben sehr viel, ohne eine Belohnung zu erwarten. Es gibt zahlreiche dokumentierte Berichte von Delfinen und Walen, die Menschen in Notlagen geholfen haben.
Wir können viel von diesen wunderbaren Wesen lernen. Mir persönlich haben sie einen Weg zu Frieden, Liebe und Hoffnung gezeigt.

Ich wünsche euch glückliche Delfinträume
Tara

Als wir Taras Brief veröffentlichten, ahnte ich nicht im entferntesten, wie wichtig die CD »Dolphin Dreamtime« für meine Nachforschungen über die Heilkraft der Delfine werden sollte.
In einer der nachfolgenden Ausgaben des Magazins kündigten wir ein Event in Australien an, welches aus einem weiteren Traum von Kamala im Jahr 1987 resultierte. Darin brachte sie Mystiker, Künstler, Wissenschaftler, Umweltschützer und -aktivisten zusammen, um ihr Wissen auszutauschen. So fand im Mai 1988 die erste Delfin- und Wal-Konferenz in Nambucca Heads, New South Wales, statt. Die globale »Eye Search«-Familie war geboren.
Außerdem träumte Kamala, sie solle ein Zentrum gründen, in dem die Menschen zusammenkommen und ihre Erfahrungen und Träume austauschen konnten. Schließlich kaufte sie einen Platz in Valla Beach, der sozusagen Kamalas »Schneemann« wurde. Ihr Schneemann sah – wie meiner auch – letztlich ganz anders aus, als ursprünglich geplant, und wurde von einer noch besseren Vision überboten.
1989 verbrachte ein Buckelwalweibchen mit ihrem Kalb drei Wochen in der Nähe von Kamalas Haus und übermittelten ihr eine wunderschöne und sehr detaillierte Vision von Japan. Die Japaner würden die Welt zu einem besseren Verständnis der Delfine und Wale führen. Daher fand 1990 eine zweite Konferenz in Nambucca Heads statt, bei der der couragierte und engagierte japanische Umweltschützer Eiji Fujiwara einen Vortrag hielt.
Auf der dritten ICERC-Konferenz 1992 auf Hawaii ernteten die zwanzig Delegierten aus Japan überwältigenden Beifall. Unter ihnen befand sich auch die Delfinschützerin Takako Iwatani. Sie fand sechzig Freiwillige, mit denen sie die vierte ICERC-Konferenz 1994 in Japan organisierte.
Die fünfte Konferenz fand 1996 in Brüssel statt. 1997 holte Kamala das Treffen zurück nach Australien. Im Mittelpunkt standen die wichtige Ver-

bindung der Ureinwohner zu den Walen und Delfinen und die Notwendigkeit, für die nächsten sieben Generationen eine lebenswerte Zukunft zu schaffen. Die Konferenz wurde von einer Ältesten der Aborigines eröffnet. Auntie Pearl King lieferte in einer sehr bewegenden und beeindruckenden Ansprache eine brillante Zusammenfassung der Lage der Aborigines. Sie schilderte, dass die australischen Ureinwohner ihrer Ansicht nach in Frieden und Harmonie mit den »weißen Jungs« – wie sie die Einwanderer nannte, die enorme und nicht nur schlechte Veränderungen in ihrem Heimatland herbeigeführt hatten – leben mussten.
Shizuko und ich nahmen auch an der siebten ICERC-Konferenz in Japan teil. Kamala beendete ihre Einführungsrede mit den folgenden Worten:

> ICERC ist nun zehn Jahre alt und hat sich zu etwas Wunderbarem entwickelt. Wenn man vom Mond auf die Erde hinunterschaut, besteht der blaue Planet hauptsächlich aus Wasser und die intelligenten Bewohner sind die Delfine und Wale – nicht wir. Wir haben die einmalige Gelegenheit, mit einer anderen Spezies zu kommunizieren, die uns so viel über das Leben lehren kann. Wir müssen ihr auf der Basis von Gleichheit und Respekt begegnen. Wenn Kommunikation zwischen verschiedenen Spezies über die sprachliche Verständigung hinausgeht, ist dies der nächste Evolutionsschritt von Gaia.

Mit diesen Worten begann am 28. März 1998 die siebte ICERC-Konferenz. Die Gastgeberin und Organisatorin Takako Iwatani war eine bemerkenswerte junge Frau. Hinter ihrer Schönheit und ihrem Charme verbarg sich eine entschlossene und starke Persönlichkeit. Kurz nachdem sie mit den Vorbereitungen für die Konferenz begonnen hatte, wurde sie schwanger. Doch dies hinderte sie nicht an der Erfüllung ihrer Aufgaben. Auf dem Höhepunkt dieser beachtlichen Aufgabe, bei der sie unter anderem vierhundert ausländische Delegierte zu betreuen hatte, brachte sie einen munteren, hübschen Jungen namens Shinki zur Welt. Nur wenige Wochen alt war Shinki der jüngste Teilnehmer der Konferenz.
Es war ein großes Fest, zu dem viele meiner Delfin-Freunde wie Dr. John Lilly, Jim Nollman und Jacques Mayol eingeladen waren. Außerdem waren einige sehr interessante neue Redner anwesend, zum Beispiel der Wissenschaftsjournalist Peter Russell.
Dr. Bernd Wursig, Leiter des Forschungsprogramms über Meeressäuger an der A&M-Universität in Texas, hielt einen ausgezeichneten Diavortrag,

in dem sich seine ökologischen Studien und die tiefe emotionale Beziehung, die er wie viele Wissenschaftler zu seinen »Studienobjekten« aufgebaut hatte, die Waage hielten.

Die Konferenz bestätigte zudem Kamalas Traum, dass Japan wesentlich dazu beitragen würde, eine neue und harmonische Beziehung zwischen Menschen und Delfinen aufzubauen. Marike Ukiyo, ein bekannter japanischer Schriftsteller und psychologischer Berater an einem Bildungszentrum für geistig Behinderte, dem International Mental State Education Centre Corporation, berichtete, dass die Veränderungen bei traumatisierten Kindern nach einer Delfinbegegnung deutlich in ihren Zeichnungen zum Ausdruck kämen. Die Bilder wären fröhlicher und bunter. Der Psychologe Dr. Akimitsu Yokoyama schilderte seine Forschungsergebnisse über Tiertherapie am Kyosai-Tachikawa-Krankenhaus.

Dr. Kathleen Durdzinski, eine Doktorandin der texanischen A&M-Universität, die von der japanischen Gesellschaft für Wissenschaftsförderung gesponsert wurde, berichtete, wie sie ihre Studien über Delfine in Florida und auf den Bahamas auch auf die japanische Insel Mikurajima ausdehnte, wo japanische ICERC-Mitglieder seit 1994 regelmäßige Beobachtungen durchführten. Mit Hilfe eines mobilen Video- und Audiosystems zeichnete Kathleen das Verhalten von Mensch und Delfin auf und erforschte in einer wissenschaftlichen Studienreihe die Delfine und welche Wirkung schwimmende Menschen auf sie hatten. Kathleen konzentrierte sich bei ihren Untersuchungen auf die Delfine, doch aus ihren Worten wurde deutlich, welche Veränderungen auch bei den Menschen zu beobachten waren. Es gab viele weitere Impulse, die die Einstellung der Japaner gegenüber den Delfinen grundlegend veränderten. Nachdem Kathleen Richtlinien für Delfin-Schwimmprogramme vorgestellt hatte, beendete sie ihren Diavortrag mit den Worten:

> Wir müssen erkennen, dass der Ozean nicht unser Zuhause ist, sondern unser Spielplatz. Er ist jedoch das Zuhause der Delfine, Wale und anderer Meeresbewohner. Wir sind nur Gäste und sollten uns entsprechend verhalten.

Eine zusätzliche Veranstaltung in Ikoi-no-sato in Mihami-Izu war als »Workshop« ausgeschrieben. Die Bezeichnung »Playshop« wäre treffender gewesen. Alle beteiligten sich mit so viel Spaß und Begeisterung an den gemeinsamen Gruppenaktivitäten, wie es nur die Japaner können.

Die meisten Teilnehmer waren junge Stadtbewohner, die, nachdem sie erst einmal mit der Natur in Berührung gekommen waren, sofort vom Geist und der Energie der Delfine ergriffen wurden.
In den Playshops bekamen sie die Gelegenheit, aus den starren Strukturen des städtischen Lebens auszubrechen und unbeschwert und fröhlich miteinander umzugehen. Dadurch konnten sie die verspielte, gemeinschaftsorientierte Welt der Delfine besser verstehen, die nicht bestimmt wird von wirtschaftlichem Wettbewerb und keine Grenzen kennt. Die Veränderungen in ihrem Verhalten vor und nach den Playshops zeigten, dass alle jugendlichen Teilnehmer davon profitierten. Für mich war es ein Beispiel dafür, wie die Delfine uns als Vorbild dienen und dabei helfen können, die emotionalen Probleme zu lösen, die durch die Isolation in Innenstädten vor allem bei jungen Leuten entstehen.
Kamalas Traum, dass die Japaner den Weg in eine neue Zukunft weisen würden, wurde außerdem durch eine Reihe von Wal- und Delfin-Beobachtungsveranstaltungen vor der Küste Japans unterstützt, die Takako im Verlauf des Jahres 1998 organisierte.
Shizuko und ich nahmen nicht daran teil, da wir vorher abreisen mussten. Nach den Playshops in Ikoi-no-sato begann für uns ein neues Abenteuer, als wir Dr. Hiroki Kozawa und seine Patienten in seiner Klinik in Hekinan City in der Provinz Aichi besuchten.

Dr. Kozawas Klinik

Dr. Hiroki Kozawa, geboren 1949 in Hekinan City, graduierte 1974 an der Toho School of Medicine in Tokio, wo er sich auf Magen-Darm-Chirurgie spezialisierte. Zehn Jahre später kehrte er in seine Heimatstadt zurück, um die Klinik seiner Eltern, beides Ärzte, zu übernehmen. Nachdem er sich eingearbeitet hatte und die Klinik ganz unter seiner Leitung stand, wandte sich Dr. Kozawa von der allopathischen Medizin ab und einer östlichen Behandlungsmethode zu, die auf makrobiotischer Ernährung basierte. Er kombinierte diese Therapieform mit EM-X, der so genannten effektiven Mikroorganismen – Formel X, einem Verfahren, das von Dr. Teruo Higa, Professor für Landwirtschaftslehre an der Universität von Ryukyus und ein enger Freund Shizukos, entwickelt worden war. Ich war Dr. Kozawa das erste Mal 1998 in Zürich begegnet, wo er mir seine Methoden erklärte.

»Meine Therapieform ist die biologische und physiologische Anwendung östlicher Philosophie und Medizin, ein dialektisches Prinzip des unendlichen Universums«, erklärte er mir. »Die Makrobiotik ist fünftausend Jahre alt und weist uns den Weg zu Glück und Gesundheit.«

Dr. Kozawa betrachtete die Symptome seiner Patienten als Anzeichen für eine notwendige Veränderung ihrer Denkweise und ihrer Ernährung. Anstatt ihre Krankheiten chirurgisch zu »bekämpfen«, ermutigte er seine Patienten, mit ihm gemeinsam einen Heilungsweg zu finden. Statt die jeweilige Behandlung passiv über sich ergehen zu lassen, nahmen sie so aktiv am Heilungsprozess teil.

Dr. Hiroki Kozawa holte Shizuko und mich am Bahnhof ab und chauffierte uns durch die flache japanische Landschaft zu seiner Klinik. Auf dem Weg zu seiner Wohnung zogen wir unsere Koffer durch einen herrlichen, wild wuchernden Garten mit biologischen Produkten. Hühner flohen aufgeregt gackernd wie fliegende Fische vor einem herannahenden Schiff. Es war eine spezielle Züchtung, die befruchtete Eier, kein Fleisch, für die Behandlung der Blutarmut bei Krebspatienten lieferte.

Das Abendessen wurde in der Küche serviert. Dr. Kozawa bemerkte mein kurzes Stirnrunzeln angesichts der Speisen auf meinem Teller. Außer dem braunen Reis kannte ich keine der Zutaten. Mit sichtlichem Vergnügen nannte er jeden einzelnen der geheimnisvollen Bestandteile und versicherte mir ihre Wirkung als Antioxidantien. Ich äußerte meine überschwängliche Begeisterung über den sicherlich hohen therapeutischen Wert des exzellenten selbst gekelterten französischen Weines, der allerdings, wie man mir zu verstehen gab, nicht auf dem Klinikspeiseplan stand.

Unser genialer Gastgeber besaß einen großen Sinn für Humor. Ich fragte mich, inwieweit er die Erkenntnisse von Patch Adams in die Behandlung seiner Patienten einfließen ließ, der das Lachen an sich bereits als heilend ansieht.

Da die Methoden westlicher Schulmedizin, die ich verinnerlicht hatte, sich sehr von Dr. Kozawas unterschieden, bat ich unseren großzügigen Gastgeber, mir kurz seine Sichtweise von körperlichem Unwohlsein bzw. Krankheit zu schildern, die er – vor allem bei Krebs – als Un-Wohlsein, also das Fehlen von Gesundheit, ansah. Er erklärte Shizuko und mir, dass er Karzinome als »Boten des Körpers« betrachtete, mit denen er zusammenarbeiten musste, um Veränderungen zu bewirken. Krebs, fuhr er fort, führe zu einer erhöhten Konzentration von Oxidantien und giftigen Substanzen, die man weder bekämpfen noch zerstören dürfe. Stattdessen müssten die Patienten aufhören, Zucker, Fett usw. zu essen und dadurch ihren Körper reinigen. Der Krebs hätte dann seine Aufgabe erfüllt und verschwände.

Dr. Kozawa unterzog seine Krebspatienten daher zunächst einmal einer strikten Diät, die gemäß seinen Aussagen auch die Aura des Patienten reinigte. Außerdem befragte er seine Patienten nach ihrer Lebensaufgabe. Seiner Ansicht nach war dies ein sehr wesentlicher Punkt, um den Betroffenen einen Sinn im Leben zu geben.

Dr. Kozawa erklärte uns auch, warum er es für notwendig hielt, dass Krebspatienten »mehr spirituelle Energien« ansammeln. Dies könnte durch Spaß und kreative Tätigkeiten geschehen.

»Sehe ich es richtig, dass Sie eine Umgebung schaffen, in der ihre Patienten sich selbst heilen?« wollte ich wissen.

»Genau«, antwortete er. »Wenn mir dies gelingt, bin ich überflüssig. Meine Patienten werden meine Lehrer.«

»Erzählen Sie das Ihren Patienten?«

»Natürlich.«

Wie die meisten Japaner sah Dr. Kozawa den Tod anders als die meisten westlichen Ärzte, die ihn um jeden Preis zu vermeiden suchen. Seiner Ansicht nach sollte man den Tod als friedvollen Übergang in eine andere Dimension sehen und ihm nicht mit Angst, sondern mit Freude begegnen. Ein Teil seiner Aufgabe bestand daher darin, allen Patienten dabei zu helfen, ihren Seelenfrieden zu finden, damit sie die Reise in ihre nächste Existenzform sanft und leicht antreten konnten.

Nach dem Abendessen versammelten sich alle Patienten, die das Bett verlassen konnten, im Foyer der Klinik, wo ich meinen Vortrag halten sollte. Die meisten Menschen meiner Generation betrachten Delfine als Fische, die zu den Reptilien zählen und Eier legen. Nur den »Wissenden« unter ihnen ist bekannt, dass Delfine warmblütige Meeressäugetiere sind, die lebend gebären. Während ich beobachtete, wie sich das zumeist ältere Publikum versammelte, fragte ich mich, wie viele wohl zur letzteren Kategorie zählten. Bestimmt nicht viele.

Ich versuchte, mich in sie hineinzuversetzen. Wie würde ich mich an ihrer Stelle fühlen, krank, zu nächtlicher Stunde aus dem Bett gezerrt, um einem Vortrag über einen Fisch in einer völlig unverständlichen Sprache zuzuhören, und kam zu dem Schluss, dass sie wohl nicht gerade glücklich waren.

Ich verstand kein einziges Wort von Dr. Kozawas Einführungsrede. Was auch immer er sagte, er erreichte das Unmögliche: Der Ausdruck auf den Gesichtern meiner Zuhörer wurde noch ernster und schwermütiger.

Aus Erfahrung wusste ich bereits, dass meine bisweilen ironisch gemeinten Späße, wörtlich ins Japanische übersetzt, unter Umständen ernst genommen wurden und dann genau das Gegenteil von meiner ursprünglichen Absicht erreichten. Also fehlte mir mein wirksamstes Mittel, um mein Publikum für mich zu gewinnen – Humor und Gelächter. Doch ich hatte Shizuko. Sie konnte japanische Witze erzählen. Und so traten wir also als englisch-japanische Version des Morecambe & Wise-Duos auf – ich als ernsthafter Ernie Wise und Shizuko in ihrer einmaligen Art als Eric Morecambe, der meine Worte treffend interpretierte.

Mein Publikum schien das Foyer schneller wieder zu verlassen, als es gekommen war. »Vielleicht wollten sie einfach nur rasch wieder zurück ins Bett«, überlegte ich.

Dr. Kozawa wertete den Abend als großen Erfolg. Nachfolgende Veranstaltungen zeigten, dass die Anwesenden mehr aufgenommen hatten, als ich dachte. Erst am nächsten Morgen wurde jedoch deutlich, wie sehr mein Vortrag einen der Zuhörer berührt hatte, als Shizuko und ich die Klinik wieder verließen. Sein ganzes Leben sollte sich dadurch verändern.

Delfine schleppen kein Gepäck mit sich herum – eine Eigenschaft, die ich meinem Gefühl nach dringend übernehmen sollte, aber immer wieder daran scheitere. In ihrer Welt braucht man keinen Reisepass. Ihr Gehirn speichert die Bilder, die ich mit meiner Kamera aufnehme. Sie müssen keine Kleider wechseln. Sie können jederzeit spielen und jeden Moment frei und unbeschwert von irgendwelchem Besitz genießen.
Das genaue Gegenteil trifft auf mich zu. Ich kann nirgends hingehen, ohne riesige Mengen an Gepäck mit mir herumzuschleppen. Selbst bei einem Tagesausflug nach London muss ich mich auf meinen Koffer setzen, bevor ich den Deckel schließen kann. Bei Überseereisen besitze ich die Fähigkeit, so viele Koffer mitzunehmen, dass selbst ein Sherpa sich weigern würde, sie zu schleppen, aus Angst vor einem Leistenbruch. Da diese Krankheit aber unheilbar scheint, nehme ich gerne und oft freundliche Angebote von Trägern jeden Geschlechts an, die mir in einem Anflug von Sympathie ihre Hilfe anbieten. Als Shizuko und ich in Dr. Kozawas Klinik ankamen, tauchte aus dem Nichts eine kräftige Krankenschwester auf – durch das tägliche Betten der Patienten gut trainiert – und bot an, unsere Koffer auf unsere Zimmer zu bringen. Als wir die Klinik wieder verlassen mussten, sah ich mich jedoch mit einer ganz anderen Situation konfrontiert.
Einer von Dr. Kozawas Patienten, der ungefähr halb so groß wie ich war und aussah, als könnte er kaum das Gewicht seines gebrechlichen Körpers tragen, geschweige denn meine schweren Koffer, bestand darauf, mir als Träger zu dienen, und zwar nicht nur auf dem Klinikgelände, sondern den ganzen Weg bis nach Kyoto und von dort zum Flughafen. Durch Shizuko ließ ich ihm erklären, dass ich, auch wenn ich nicht gerade wie ein Gewichtheber aussah, doch nach jahrelanger Übung meine Koffer überallhin selbst tragen könnte. Doch mein Protest war vergeblich. Als wir uns auf den Weg zum Bahnhof machten, um von dort nach Kyoto weiterzufahren, blieb er ständig in meiner Nähe, um sofort da zu sein, wenn ich ihn brauchte.
Auf der langen Zugfahrt nach Kyoto übersetzte Shizuko, was mein treuer Helfer, der immer noch neben mir saß, mir erzählen wollte.
»Er sagt, er sei ein einfacher Lehrer. In seinem Leben hätte er nicht viel erreicht. Kurz vor seiner Rente erlitt er einen schweren Schlaganfall. Alle dachten, er würde sterben. Also kündigte er seine Versicherung. Dann hörte er von Dr. Kozawa und sein Leben begann sich zu verändern«, sagte Shizuko. »Er hat die letzten vier Monate in der Klinik verbracht. Er sagt,

er hätte vor unserem Vortrag noch nie etwas über Delfine gehört. Er ist völlig begeistert von dem, was du von ihnen erzählt hast. Die Delfine und du hätten ihm Kraft gegeben. Normalerweise steht er erst sehr spät auf. Als du gestern Abend erwähnt hast, dass Dilo eine Aufgabe zu erfüllen hat, erkannte er, dass auch er eine Mission hat. Darum stand er heute Morgen um fünf Uhr auf. Er wollte unbedingt rechtzeitig fertig sein, um dir zu helfen. Er sagt, dank dir fühlt er sich wieder stark und kräftig. Stark genug, um seine Lebensaufgabe anzugehen.«
»Ich fühle mich sehr geehrt«, erklärte ich. »Aber ich will nicht, dass er wegen uns einen zweiten Schlaganfall erleidet.«
Ich weiß nicht, was Shizuko ihm übersetzte, doch er lächelte zur Antwort. Ich interpretierte dies als Zeichen seiner Zustimmung.
Kokyo hatte im Tempel in Kyoto überall verbreitet, dass Shizuko und ich wieder im Lande seien und abends einen Vortrag halten würden. Seine Vorabwerbung funktionierte gut und der Saal war ziemlich voll. Eine Zuhörerin, Takako Suzuki, die etwas Englisch sprach, stellte sich mir vor. Sie hatte einen autistischen Sohn und brannte darauf, mehr über Eve zu erfahren. Sie überreichte mir eine knappe Notiz auf Englisch: Ich will Arbeitsplatz bauen und Entspannungshaus für Behinderte. Ich beschloss Name dafür: Dilo-Haus! Von Takako Suzuki.
Ich machte sie mit meinem »Gepäckträger« Michio Matsumaga bekannt und die beiden waren bald in ein angeregtes Gespräch vertieft. Später erfuhr ich, dass sie ihm erzählte, sie sei auf der Suche nach einem Ort voller Delfinenergien, an den sie ihren Sohn und ähnliche Fälle bringen könnte.
Ich fragte Michio, ob er nicht ein paar Worte zu den Anwesenden sprechen wollte. Er war einverstanden. Es war, als hätte man einen gefangenen Vogel aus seinem Käfig befreit. Zu Beginn war er ein wenig zaghaft und gehemmt. Doch als er dann seine Freiheit entdeckte, stieg er hoch zum Himmel auf.
Der Mann, den wir am nächsten Tag verabschiedeten, nachdem er Shizuko und mich zum Flughafen in Osaka begleitet hatte, war nicht derselbe, der sich in Dr. Kozawas Klinik widerstrebend dazu durchgerungen hatte, einen Vortrag von einem Ausländer über einen Fisch anzuhören. Er war vollkommen verändert. Dies wurde mir bewusst, als ich einige Monate danach einen langen japanischen Brief von Michio erhielt. Shizuko übersetzte ihn freundlicherweise, Wort für Wort, auf einen Kassettenrekorder. In seinem Brief gab mir Michio eine Zusammenfassung seines Lebens-

weges. Er schilderte, dass er seit langem davon träumte, Kindern mit Lernschwierigkeiten und Verhaltensauffälligkeiten zu helfen. Dieser Wunsch war in den siebenunddreißig Jahren seiner Lehrtätigkeit immer stärker geworden, doch er hatte ihn nie umgesetzt. Nach seinem Schlaganfall gab er ihn völlig auf. Nun war es an der Zeit, ihn wieder aufzunehmen, fand er.

Nach dem, was Dr. Kozawa uns beim Abendessen in seiner Klinik erzählt hatte, wäre ich nicht überrascht gewesen, wenn er Michio auf subtile Weise suggeriert hätte, dass er einen Sinn im Leben brauchte, um weiterzuleben. Durch meinen Vortrag in der Klinik erkannte der ehemalige Lehrer die Bedeutung seiner Worte.

Doch erst als Michio im Delfin-Heilungszentrum in Kyoto mit Takako Suzuki sprach, sah er die genaue Bedeutung seiner Mission mit einem Mal kristallklar vor sich. Takako träumte von einem Haus voll Delfinenergie, in dem geistig behinderte Menschen einen Ort der Entspannung fänden. Er selbst, Michio Matsumaga, würde dieses Haus gestalten. Er kannte sogar den idealen Platz dafür: ein altes Bauernhaus, in dem er vor zwanzig Jahren zu Besuch gewesen war, etwa fünfzig Kilometer von seinem Zuhause entfernt.

Nach unserem Abschied am Flughafen beschloss Michio Matsumaga, Dr. Kozawas Klinik zu verlassen und das Bauernhaus zu suchen. Nachdem er es gefunden hatte, nahm er Kontakt zu den Besitzern, der Familie Nishimura, auf und erfuhr, dass sie seit seinem letzten Besuch ein autistisches Kind bekommen hatten. Dies nahm er als Zeichen. Er hatte das Licht gefunden und war auf dem richtigen Weg. Die Eltern des Kindes boten ihm ihr Haus an, damit andere Kinder dorthin kommen könnten, um die Natur unmittelbar zu erleben und mehr über natürliches Leben zu erfahren. Im Frühling sangen Nachtigallen von früh bis spät. Der Hof war ein wahres Paradies. Der Bauer hatte auf biologische Bewirtschaftung umgestellt und besaß ein weiteres unbearbeitetes Feld, das er zur Verfügung stellte. Michio organisierte ein »Reis-Pflanzungsfest« und gewann fünfzig ehrenamtliche Mitarbeiter. An zwei Wochenenden hatten sie das ganze Feld bepflanzt.

An dieser Stelle der Übersetzung zeigte mir Shizuko ein Foto, das sie gemacht hatte. Darauf sah man Michio, umstrahlt von goldenem Licht, wie er durch ein Feld mit zarten gelbgrünen Pflänzchen schritt. Sie hatte Michio Mut gemacht, seiner Mission zu folgen, und ihn an einem der Wochenenden auf dem Bauernhof besucht.

»Die Kinder waren total begeistert und haben es sehr genossen, Reis zu pflanzen und im Schlamm zu spielen«, erzählte sie.
Der Schullehrer hatte außerdem seine Liebe zum Skifahren wieder entdeckt, und so besuchte er Shizuko in der Schweiz.
In seinem Brief berichtete Michio, wie sehr die Heilerin Motoko, eine sehr gute Freundin Shizukos, ihm geholfen hatte.
»Motoko-san kam in mein Züricher Hotel. Sie gab mir eine Kiko-Energiebehandlung. Dank ihrer Hilfe konnte ich die Schweizer Alpen besteigen – etwas, das ich vorher nie tun konnte«, schrieb er begeistert.
Am 11. Dezember 1999 rief mich Shizuko ganz aufgeregt an. Sie sagte, sie sei am Flughafen Schipol in Holland, auf dem Weg nach Japan. Kurz bevor sie ihre Wohnung verlassen hatte, kam ein Fax von Michio, das an uns beide adressiert war.
»Es ist wundervoll«, rief sie und konnte ihre Erregung kaum verbergen. »Michio ist ein neuer Mensch, voll jugendlicher Energie. Er hat sich völlig verändert. Ein japanischer Bill Bowell!«
Shizuko sagte, sie würde einen Kassettenrekorder kaufen und das Fax auf dem langen Flug nach Japan für mich übersetzen.
Sie hielt Wort und schickte die Kassette bei ihrer Ankunft in Japan an mich ab. Einige Tage später erreichte sie mich wie ein unerwartetes Weihnachtsgeschenk. Michio erzählte von den Wundern, die ihm ständig begegneten. Mit seinen zweiundsechzig Jahren war er wieder voll beschäftigt.
»Mit sechzig begann meine zweite Jugend«, schrieb er.
Nachdem der schwer kranke Lehrer während meines Vortrags an der Klinik von Dr. Kozawa von den Delfinen berührt wurde, nahm er an einem Friedensmarsch von Tokio nach Hiroshima teil, wo im Zweiten Weltkrieg die erste Atombombe abgeworfen wurde. Er bewältigte zweihundert Kilometer in zehn Tagen. Außerdem stieg er bis auf zweitausendneunhundert Meter in den »japanischen Alpen«, wie er sich ausdrückte. Auf einer Rundreise durch Norwegen, Dänemark und Schweden im August 1999 joggte er jeden Tag zehn Kilometer.
Viel wichtiger jedoch als diese persönlichen körperlichen Triumphe waren die ständigen Fortschritte in seiner Arbeit mit dem achtzehnjährigen autistischen Mädchen auf dem Biobauernhof und mit anderen Kindern, die Shizuko als »Schulverweigerer« bezeichnete – mit anderen Worten Kinder, die aus verschiedenen Gründen nicht bzw. nicht gerne in die Schule gingen. Michio ließ die traumatisierten Kinder auf dem Hof alle mög-

lichen Arbeiten verrichten, vom Pflanzen bis hin zur Ernte. Außerdem wollte er sie für sportliche Aktivitäten begeistern. Doch er fand kein Sportzentrum, das ihnen die Mitgliedschaft erlaubte. Als er bereits die Hoffnung aufgegeben hatte, stieß er in einer heruntergekommenen Seitenstraße auf eine Turnhalle, in der sie auf dem Trampolin springen und bei Gymnastikstunden mitmachen durften. Besonders erfreut war Michio über die Fortschritte eines aufsässigen und schwierigen Kindes, dem er Skifahren und Schwimmen beibrachte. Er erklärte, wie die Geschichten von Dilo ihm halfen, den Jungen zu motivieren.

»Ich bin wieder ein junger Mann«, schloss Michio sein Schreiben. »Und ich will noch vielen, vielen anderen Kindern helfen.«

Während ich die Kassette anhörte, dachte ich darüber nach, wie die Delfine in der ihnen eigenen außergewöhnlichen Art diesen bescheidenen Mann dazu gebracht hatten, seine Herzprobleme zu überwinden. Außerdem hatte ihr Geist ihm seine Lebensfreude zurückgegeben und bewirkt, dass er einen längst verblassten Traum wieder aufnahm.

Ganz anders erinnerten mich die Delfine erneut an einen Traum, den ich seit meiner Kindheit in mir trug – die Enthüllung des Rätsels um Atlantis. Eine Reise auf die Bahamas sollte mir Gelegenheit geben, den Mythos der versunkenen Stadt zu erforschen.

Die Stresslösung

Durch unseren steigenden Lebensstandard nahm die Stressbelastung in den letzten Jahren ständig zu. Eine gewisse Menge an Stress ist notwendig, um unsere kreative Ader anzuregen, die das Leben lebenswert macht. Zu viel Stress führt jedoch zu allen möglichen Problemen, nicht zuletzt auch in unseren persönlichen Beziehungen. Ich fühlte, dass die Delfine genau hier eine heilende Rolle spielen konnten.

»Kann das Schwimmen mit Delfinen die Stressbelastung des modernen Alltagslebens ausgleichen?«, fragte ich mich.

Als Rebecca Fitzgerald mir erzählte, sie wollte von Bimini auf den Bahamas aus ein Delfin-Schwimmprogramm starten, beschloss ich, meine Theorie zu überprüfen. Ich hatte jedoch noch einen weiteren Grund, warum ich nach Bimini wollte. Dort gibt es ein Riff vor der Küste, die so genannte Straße von Bimini, die nach Atlantis führen soll.

Der Atlantis-Mythos über eine uralte Zivilisation, die im Meer versunken ist, faszinierte mich. Unter welchen Umständen konnte eine ganze Stadt spurlos verschwinden? Wer waren die Bewohner von Atlantis? Lebten sie mit den Delfinen zusammen? Und wenn ja, konnten die Delfine sich immer noch an die Menschen oder den Ort erinnern?

In den Gewässern um die Inselgruppe der Bahamas gibt es die so genannten Blauen Löcher, eine Bezeichnung, die genau ins Schwarze trifft. Diese Löcher verschwinden wie Minenschächte tief unter dem Meeresgrund. Einige von ihnen beherbergen zahlreiche wundersame Stalaktiten und Stalagmiten. Ich sah sie mit eigenen Augen, als ich einmal in ein solches Loch hinabtauchte. Die beeindruckenden Formationen entstehen durch Verdunstung von Wassertropfen. Damit dieser Vorgang stattgefunden haben kann, müssen sie sich irgendwann einmal oberhalb des Meeresspiegels befunden haben. Sie sind also der eindeutige Beweis, dass die geologische Beschaffenheit der Bahamas sich in der Vergangenheit sehr von der heutigen Ansammlung tief gelegener Inseln unterschieden haben muss. War es daher möglich, dass Atlantis, wenn es überhaupt existierte, auf den Bahamas zu finden war? Führte die Straße von Bimini wirklich zu der versunkenen Stadt? Es gab nur einen Weg, dies herauszufinden. Ich musste dorthin reisen.

Ich traf Shizuko im August 1997 am Flughafen von Miami, und wir erreichten Bimini stilvoll in einem Wasserflugzeug. Fünfzehn Minuten nach unserer Wasserlandung hatten wir die Zoll- und Einreiseformalitäten erledigt und wurden auf der Straße zum Bimini-Bay-Club kräftig durchgerüttelt, während der Fahrer den größten Schlaglöchern auswich. Wie eine riesige Hochzeitstorte stand das Clubgebäude mit seiner eigenwilligen, weitläufigen Bauweise auf einer eigenen Halbinsel, umgeben von sanft im Wind wehenden Palmen. Wir begrüßten es wie einen alten Freund. Im Speisesaal vermittelte ein großes Panoramafenster den Eindruck, als säße man im Freien.

»Ein traumhafter Platz in einem Traum«, rief Shizuko, und aus ihren Augen sprach die gleiche Begeisterung wie aus ihren Worten.

Vor dem Fenster, etwa achthundert Meter von der Küste entfernt, sieht man die »Drei Schwestern« – drei kleine Koralleninseln, die sich dunkel gegen das azurblaue Meer abheben. Ab und zu brechen sich die Wellen in einer hohen Wasserfontäne an der Seite einer der Inseln. Weißer Schaum zerwühlt die Wasseroberfläche, ehe sie sich wieder beruhigt. Das Meer brandet weiter gegen die Felsen. Es wartet die siebte Woge ab, die wieder genügend Energie angesammelt hat, um hoch in die Luft zu spritzen. Ganz in der Nähe, unter dem Meer und für uns nicht sichtbar, liegt die Straße von Bimini – eine geheimnisvolle Felsformation, die nach Atlantis führen soll.

Etwas weiter draußen gibt es noch eine Straße, an der sich die Delfine tummeln wie Straßenmusiker. Niemand weiß, woher sie kommt oder wohin sie führt. Man kann sie nicht erkennen. Die Delfine ändern ihren Verlauf jeden Tag. Doch es heißt, wenn man von den Drei Schwestern direkt aufs Meer hinaussegelt, würde man die »Dolphin Road« queren. Und wenn die Delfine in der richtigen Stimmung sind, macht man eine Erfahrung, die das ganze Leben für immer verändert.

Worin liegt eigentlich diese Veränderung? Was macht die Begegnung mit einem Delfin für Autisten und chronisch Depressive zu einem so tiefen und heilenden Erlebnis? Hilft die Magie, die sie verwandelt, auch bei den vielfältigen medizinischen und sozialen Problemen in Zusammenhang mit unserem stressvollen Alltagsleben, in das wir unaufhaltsam hineingezogen werden?

Während wir den Sonnenuntergang betrachten, frage ich Shizuko, ob sie schon einmal den Green Flash, den Grünen Blitz, gesehen habe.

»Was ist das? Ich habe noch nie davon gehört«, antwortet sie.

Ich erkläre ihr, dass ich schon oft danach Ausschau gehalten, ihn aber noch nie gesehen habe. Genau im selben Moment verschwindet die Sonne am fernen Horizont, ein heller gelbgrüner Lichtstrahl erleuchtet blitzschnell die Linie zwischen Himmel und Meer – der seltene Green Flash. »Das ist ein Zeichen«, sagt Shizuko. »Ich glaube, wir werden einige Überraschungen hier auf Bimini erleben.«

Als es dunkel wird, machen wir uns auf die Suche nach Rebecca und ihrem Mann Mike, die auf ihrem Boot »Echo«, das für die nächsten zwei Wochen ihr Zuhause sein wird, von Miami herübergesegelt sind. Wir feiern eine ausgelassene Begrüßungsparty an Bord, mit viel Rumpunsch, der leicht die Kehle hinunterrutscht und keine große Wirkung auf mich zu haben scheint, wenn auch die anderen etwas lauter werden. Doch als ich aufstehe, sind meine Beine offenbar plötzlich aus Gummi.

Die meisten Teilnehmer unseres Delfin-Schwimmfestes kommen am nächsten Morgen mit dem Wasserflugzeug an. Nachdem wir schon einen ganzen Tag auf der kleinen Insel verbracht haben, kommen Shizuko und ich uns als alte Hasen vor. Wir treffen uns alle in einem von mehreren Apartments, die von den achtzehn Gästen Rebeccas bewohnt werden. Ich teile ein Zimmer mit dem jungen Japaner Koji Ishiwara. Shizukos Zimmernachbarin kommt aus Holland. Wir sind ein multinationales Team. Alle sprechen Englisch. Rebecca hält den späten Nachmittag für die beste Zeit, um Delfine zu treffen. Also fahren wir jeden Tag um etwa 16.30 Uhr aufs Meer hinaus. Wir rechnen allerdings immer damit, dass die Delfine nicht auftauchen – doch meistens kommen sie.

Ich bin ein Frühaufsteher. Auch auf Bimini behielt ich diese Angewohnheit bei. Eines Morgens wachte ich auf und schaute aus dem Fenster. Der Himmel war dunkel und wolkenverhangen. Blitze schlugen im Zickzack ins Meer. Ich liebe Gewitter. Ich finde das Knistern der Blitze und das Grollen des Donners sehr belebend. Mein Zimmergenosse schlief tief und fest. Ich schlich mich leise aus dem Zimmer und ging schwimmen. Das aufgewühlte Meer war grau. Blitze zuckten um mich herum. So musste es gewesen sein, als das erste Leben auf unserem Planeten erschien. Das Wasser war mit einer unglaublichen Energie aufgeladen. Ich zog meine Badehose aus und hielt sie in der Hand. Ich wollte vollkommen eins sein mit der Kraft der Natur. Ich wusste, dass mein Verhalten verrückt war. Plötzlich befand ich mich mitten in einer Sturmböe. Der Regen fiel in Strömen. Ich schrie zum Himmel hinauf. Ich jauchzte. Ich wollte »es« fühlen. Ich glaube, ich war nie lebendiger als in jenem Moment.

Die Gewitterfront zog weiter. Ich zog meine Badehose wieder an und schwamm zurück zum Strand, wo eine kleine Gruppe, erstaunt über meine Dummheit, ängstlich auf meine Rückkehr wartete. Es war Zeit fürs Frühstück – und weitere ungeplante dramatische Erlebnisse. Wir konzentrierten uns gerade auf unser Essen, als Mike plötzlich schrie: »He, schaut mal – eine Wasserhose!«

Eine dunkle Wolkenbank bewegte sich schnell auf uns zu. Am unteren Ende erschienen erst einer, dann zwei dunkle fingerartige Gebilde. Sie zeigten direkt nach unten zum Meer. Unmittelbar dazwischen war die Wasseroberfläche weiß und aufgewühlt.

»Das sind Tornados«, sagte Mike. »Sie saugen das Meerwasser nach oben.«

Wir warfen unser Besteck hin und rannten nach draußen. Eine Wasserhose verschwand. Die andere bewegte sich direkt auf uns zu. Wir beobachteten sie gebannt. Sie kam immer näher. Bald konnten wir den riesigen weißschäumenden Trichter auf der dunkelgrauen Wasseroberfläche erkennen. Wie der gerillte Stamm einer gigantischen Palme stieg eine Röhre aus wirbelndem Wasser daraus zum Himmel empor und verschwand in den Wolken.

Es war leicht nachzuvollziehen, warum diese Tornados auch Wirbelstürme genannt werden.

Die Wasserhose näherte sich unaufhaltsam. Der strudelnde weiße Wassertrichter darunter kam unerbittlich auf uns zu. Als er nur noch etwa hundert Meter entfernt war, rannten wir ins Haus zurück und schauten gebannt durchs Fenster. Erst fasziniert, dann voller Angst, als sie das letzte Stück bis zu uns zurücklegte. Nur einer kam nicht mit nach drinnen: Koji, mein Zimmergenosse. Die Wasserhose befand sich jetzt ungefähr zwanzig Meter vom Strand entfernt. Plötzlich drehte sie nach rechts ab, und es kam Leben in die Pinien. Ihre Zweige wurden durcheinandergewirbelt und tanzten in dem Wirbelwind, der sich nun auf die Straße zu bewegte, die zu unserem Haus führte. Koji rannte den sandigen Weg hinab, um die Bahn des Tornados zu kreuzen. Er stolperte und fiel auf die Knie. Dann war er plötzlich mittendrin. Der junge Mann verschwand in herumwirbelndem Sand und Piniennadeln. In Sekundenschnelle war der Tornado vorbei und setzte seinen Weg in die Mangroven hinter dem Haus fort. Koji stand auf, klopfte sich ab und trottete zurück zum Haus. Alle applaudierten. Bedeckt von Staub und dunklen abgestorbenen Piniennadeln schenkte er uns ein gewinnendes, zurückhaltendes Lächeln und sagte: »Ich bin glücklicher Mensch.«

Wir klatschten alle und kehrten zu unserem Frühstück zurück.
Da wir morgens kein Programm hatten und das Wetter aufzuklaren schien, schlug ich Koji vor, zusammen die etwa achthundert Meter bis zu den Drei Schwestern zu schnorcheln. Als wir losschwammen, war das Meer ziemlich ruhig, allerdings frischte der Wind leicht auf. Nachdem wir die Unterwasserwelt um die Inseln herum erforscht hatten, sagte ich, es sei eigentlich schade, so weit gekommen zu sein und nicht noch achthundert Meter weiter zu schwimmen bis zur »Straße von Bimini«, die ich unbedingt sehen wollte. Es gab nur ein Problem. Wie sollten wir sie finden? Die Drei Schwestern konnte man klar erkennen, da sie über die Wasseroberfläche ragten. Doch unser nächstes Ziel lag vollständig unter Wasser. Wir mussten es suchen. Als wir in die Richtung schwammen, in der ich die Straße von Bimini vermutete, wurde das Wetter plötzlich schlechter. Und zwar beträchtlich! Mich beunruhigte das nicht im Geringsten. Es ist nicht unangenehm, bei stürmischer See die Wellen auf und ab zu schwimmen. Ich hatte es schon viele Male getan. Immer wenn wir oben auf einem Wellenkamm waren, erhaschte ich einen kurzen Blick auf den Strand, an dem ich mich zu orientieren versuchte. In den Wellentälern konnten wir die Küstenlinie überhaupt nicht sehen. Während wir schwammen, suchten wir immer wieder durch unsere Taucherbrillen den Meeresgrund ab, doch wir fanden keine Anzeichen des Riffs, das wir suchten. Die Sicht über Wasser wurde immer schlechter, je mehr das Wetter sich verschlimmerte. Mein Begleiter war jung und kräftig. Daher machte ich mir keine Sorgen um unsere Sicherheit. Leider teilten die am Strand Zurückgebliebenen meine Sorglosigkeit nicht. Da sie uns nicht mehr sehen konnten, starteten sie eine Such- und Rettungsaktion. Mike nahm ein Boot und fuhr hinaus auf das mittlerweile stark aufgewühlte Meer, um uns zu suchen. Als wir wieder einmal oben auf einem Wellenberg waren, entdeckte ich das Boot. Ich zog eine Flosse aus und winkte damit in der Luft, damit er uns sehen konnte. Als er näher kam, schrie ich: »Mike, ich finde die Bimini-Straße nicht, kannst du uns an die richtige Stelle ziehen?«
Mike war völlig überrascht. »Wir dachten, ihr seid am Ertrinken.«
Ich hatte nicht berücksichtigt, dass unsere Gruppe nicht aus erfahrenen Tauchern bestand, die mit den herausfordernden Bedingungen vertraut waren, denen ich in meinem Trainingsgebiet im kalten Wasser und den oft sehr hohen Wellen vor der englischen Küste ausgesetzt war. »Ach herrje!«, rief ich, als ich merkte, was für einen Aufruhr ich verursacht hatte. »O.K., dann ziehst Du uns wohl besser zurück zum Strand ziehst.«

Die Jubelschreie und Umarmungen, die Koji und mir zuteil wurden, als wir – knapp dem Tod entronnen – aus dem Wasser stiegen, machten die Enttäuschung, dass wir die Straße nach Atlantis nicht gefunden hatten, wieder wett.

Der erste Hinweis auf die Existenz der Straße von Bimini, der so genannten Bimini Road, stammt aus dem Jahr 1968. 1969 fotografierte Dimitri Rebikoff die Stelle. Er schoss eine ganze Reihe von Unterwasserbildern, die er anschließend wie ein Mosaik zusammenfügte. Archäologen tauchten daraufhin vor Ort, überprüften die Fotos und kamen zu der Hypothese, dass dort Blöcke aus dem festen Korallenriff behauen waren, und zwar auf ähnliche Weise wie bei anderen frühzeitlichen Unterwasserhäfen, die man im Mittelmeer und an anderen Stellen gefunden hatte und die während der Bronzezeit vor über dreitausend Jahren gebaut worden waren.

Falls dies zutrifft, wirft es ein interessantes Licht auf die ersten menschlichen Bewohner Biminis. Waren sie mit den Mayas und Inkas verwandt, deren architektonische Fähigkeiten und außergewöhnliche Zivilisationen in ganz Südamerika Spuren hinterlassen haben? Derartige Gedanken bestärkten mich in meinem Entschluss, die Straße von Bimini näher zu untersuchen.

Um weiteren Aufruhr zu vermeiden, sorgte Mike dafür, dass wir bei unserer nächsten Bootstour zu den Delfinen bei dem Unterwasserriff Halt machten. Dort tauchte ich immer wieder zu den in fünf bis sieben Meter Tiefe liegenden flachen, ungefähr rechteckigen natürlichen Kalksteinplatten hinab, um sie zu untersuchen. Mehrmals schwamm ich die ganze Länge der Straße von Bimini ab. Die Strecke, bis sie im Sand verschwand, war nach meinen Schätzungen etwa hundert Meter lang. An manchen Stellen wuchsen Korallen, die in der sanften Dünung leicht hin und her wogten. Es gab nicht besonders viele, aber dafür sehr unterschiedliche Fische und ich erkannte einige vertraute Bekannte.

Während ich der Straße folgte, erschienen plötzlich zwei Ammenhaie. Träge glitten sie über den Meeresgrund auf das Riff unter mir zu. Sie schwammen gerade hoch genug, um darüber hinweg zu kommen; dann tauchten sie mit langsamen, bedächtigen Flossenschlägen wieder in die weite gewellte Sandebene neben der Straße von Bimini hinab. Mit mühelosen Schlägen ihrer Schwanzflossen setzten die zwei Wanderer ihre Reise in einer zielstrebigen geraden Linie fort. Nach wenigen Augenblicken waren sie in der Ferne verschwunden, so leise wie sie gekommen waren. Ich habe Haie an verschiedenen Orten der Welt gefilmt und wusste, dass Ammenhaie völlig harmlos sind. Für mich war es, als begegnete ich zwei alten Bekannten auf einem Spaziergang. Dies erklärte ich später einem der anderen Schnorchler, der beim Anblick der Haie in beeindruckender Geschwindigkeit zurück zum Boot geschossen war.

Die schönste Begegnung mit den Delfinen auf dieser Reise erlebten wir, nachdem wir ein paar Mal vergeblich auf dem Meer hin und her gefahren waren. Wir hatten die Hoffnung schon fast aufgegeben, als plötzlich aus dem Nichts einige wenige Rückenfinnen an der Wasseroberfläche auftauchten und sich uns näherten. Die Stimmung an Bord änderte sich schlagartig. Alle waren freudig erregt und gespannt. Die Delfine umkreisten zunächst das Boot und blieben dann in der Nähe des Bugs. Direkt vor uns schossen sie durchs Wasser wie silberne Pfeile. Sie sprangen in der sprühenden Gischt auf und ab und veränderten ständig ihre Positionen. Manchmal schwammen drei nebeneinander her wie bei einem Formationsflug. Dann fiel einer zurück und ein anderer nahm geschmeidig seinen oder ihren Platz ein. Der Neuankömmling schlängelte sich von einer Seite zur anderen, bevor er nach vorne schoss und sich wieder vom Boot entfernte. Die ausgelassene Spielfreude und Energie der Delfine war ansteckend.

Als es Zeit war, ins Wasser zu gehen, stürzten sich alle auf Flossen, Taucherbrillen und Schnorchel. Endlich durften wir die Welt der Delfine betreten. Manche sprangen mutig von der Tauchplattform, die sich auf Höhe der Wasseroberfläche befand, ins Meer. Andere saßen auf der Plattform, die Füße im Wasser baumelnd, bevor sie sich langsam hineingleiten ließen. Im Wasser paddelten wir alle mit unseren Flossen auf die Delfine zu, die aufgeregt um uns herum schwammen, wie Kinder auf dem Spielplatz. Und genauso fühlten wir uns auch, egal ob Mensch oder Delfin.

Die Delfine folgten Mike, der schnell zum Meeresgrund hinabtauchte. Als er den sandigen Boden in ungefähr acht Metern Tiefe erreichte, richtete er seine Videokamera nach oben, um die Schnorchler an der Wasseroberfläche zu filmen. Die Delfine wirbelten um ihn herum und rauften spielerisch miteinander um eine Position vor seiner Linse. Als er sich schließlich langsam wieder nach oben treiben ließ, umdrängten die Delfine ihn immer noch. Dann rissen sie sich los und spielten zwischen den anderen Schwimmern.

Die unerfahrensten Mitglieder unserer Gruppe ließen sich einfach an der Wasseroberfläche treiben, schauten durch ihre Masken und atmeten durch

den Schnorchel. Die Delfine schwammen von einem zum anderen, und jeder fühlte sich durch ihre Aufmerksamkeit besonders geehrt. Manche folgten Mikes Beispiel und tauchten hinab zum Meeresgrund.
Kathy aus New Mexico beobachtete, wie ihre Tochter Kristin anmutig nach unten schwamm und Kontakt zu einer Delfinmutter mit ihrem einjährigen Baby aufnahm. Das Kleine war nicht gerade besonders klein. Das junge Weibchen erreichte etwa zwei Drittel der Größe ihrer Eltern. Der silbergraue Körper der Mutter war überall mit schwarzen und dunkelgrauen Flecken übersät, während ihr Nachwuchs keine Flecken aufwies. Die wunderbaren Säuger, die mit uns herumtollten, nennt man daher treffend Fleckendelfine. Ihre ersten Flecken bekommen sie allerdings erst mit einem Jahr. Danach werden die Flecken immer zahlreicher. So verändert sich das Aussehen der Delfine ständig. Im Alter verschmelzen viele Flecken miteinander, so dass die alten Meeresbewohner wunderschön gesprenkelt aussehen.
Das junge Weibchen schwamm von seiner Mutter weg und zu Kristin, die spiralförmig nach unten tauchte. Dies animierte den Delfin zum Spielen. Das Jungtier schwamm Kristin nach und strich ihr dabei mit den Seitenflossen, auch Flipper genannt, über den Körper. Kristin blieb in der Tiefe und bewegte sich im Delfinstil, indem sie beide Flossen gleichzeitig auf und ab bewegte. Dann schwamm sie auf dem Rücken, mit dem Gesicht zur Wasseroberfläche, die von ihr aus wie ein bewegtes, silbrig glänzendes Tuch aussah, durch das sie den blauen Himmel und weiße Wolken erkennen konnte. Der junge Delfin nahm ihr die Sicht. Als er zwischen Kristin und die Wasseroberfläche glitt, strich er noch einmal sanft mit seiner Finne über den Körper der jungen Frau. Es war ein magischer Moment, ein Geschenk des jungen Delfins. Zwei Lebewesen verschiedener Spezies tauschten zärtliche Berührungen aus. Die Mutter des Delfins schwamm quirlig zwischen den anderen Schwimmern hin und her. Doch sie bekam genau mit, was ihre Tochter tat. Als Kristin zum Atmen auftauchte, verließen Mutter und Kind ihre menschlichen Spielgefährten und schnellten aufeinander zu. Sie wurden langsamer und verschwanden dann, Finne an Finne, allmählich in der fernen milchig trüben Weite des Meeres aus unserer Sicht. Einige Augenblicke später erschienen sie wieder unter uns – dieses Mal wühlten sie mit ihren Flossen den Meeresboden auf. Bevor die dabei entstandenen Sandwolken sich wieder gelegt hatten, trennten sie sich und schossen an die Oberfläche zu den Schwimmern und den anderen Delfinen.

Dann war das Spiel mit einem Mal vorüber. Die Delfine waren verschwunden – zumindest schien es uns so.
Wir schwammen zurück zum Boot und kletterten an Bord, wo wir glücklich unsere Erlebnisse austauschten. Eine Schwimmerin blieb allerdings im Wasser.
»Schaut«, rief Kathy und deutete auf die etwa zehn Meter vom Boot entfernte letzte einsame Schwimmerin. »Die Delfine sind zurückgekommen!«
Wir hörten auf, uns abzutrocknen, und beobachteten, wie die einsame Person von zwei Delfinen eskortiert wurde. Je einer schwamm an jeder Seite, und zwar so nahe, dass sie sie berührten. Kathy wusste, dass die Frau hoffte, ihre Reise nach Bimini würde ihr dabei helfen, ihre emotionalen Probleme zu bewältigen. Und nun erhielt sie also die Delfin-»Behandlung«, wegen der sie gekommen war. Jeder an Bord erkannte die Heiligkeit dieses Augenblicks, ein Moment göttlicher Gnade, den alle respektierten. Niemand versuchte, ins Wasser zu gehen. Alle standen einfach nur da und verfolgten das Geschehen.
Der Zauber wurde gebrochen, als zwei weitere Delfine neben uns auftauchten, die offensichtlich spielen wollten. Bald waren wir alle wieder tauchbereit und sprangen ins Wasser. Das Boot startete und umkreiste uns. Immer mehr Delfine gesellten sich zu uns. Mike tauchte und wurde umringt von acht Delfinen, die um ihn herumwirbelten. Als er wieder aufstieg, schossen noch mehr Delfine herbei. Es wurden immer mehr. Wie eine Motorradgang auf ihren donnernden Maschinen rasten sie im Zickzack zwischen uns hindurch. Den Menschen zahlenmäßig überlegen tauchten die Delfine hinab zum Meeresboden und schnellten gleich darauf wieder zurück zur Wasseroberfläche. Das Meer wimmelte von Delfinen. Alle waren wie elektrisiert vor Erregung. Wir wussten nicht, wo wir hinschauen sollten. Später schätzten wir, dass es mindestens dreißig Delfine gewesen waren, doch es war schwer zu sagen, da sie sich so schnell hin und her bewegten. Sie wirbelten herum wie Schneeflocken in einem Schneesturm. Schließlich versammelten sie sich und formten mit ihren dicht nebeneinander gedrängten Körpern eine Säule. Dann mischten sie sich noch einmal kurz unter eine Gruppe von Schwimmern, bevor sie wieder davonjagten und der »Dolphin Road« folgten. Innerhalb weniger Sekunden waren sie fort. Wir beobachteten, wie ihre Rückenfinnen in der Ferne verschwanden. Und dann, als wollten sie uns zeigen, dass sie unsere Gesellschaft genossen hatten, schossen drei Delfine, einer nach dem anderen, wie eine Rakete aus dem Meer, drehten sich in der Luft und ließen

sich platschend ins Wasser zurückfallen, bevor sie ihren Weg fortsetzten. Die hoch aufgetürmten Cumuluswolken im Westen leuchteten im orangefarbenen Licht der Sonne, die langsam wie ein Feuerball im wogenden Meer versank.

Als Shizuko und ich Bimini wieder verlassen mussten, war ich mir sicher, dass alle Teilnehmer dieser Reise sich verändert hatten. Die Delfine hatten unsere Herzen geöffnet. Bei manchen hatten sich emotionale Schleusen geöffnet. Ihre Tränen schwemmten die Belastungen mit sich fort, die der Lösung ihrer Probleme, verursacht durch zerstörerische persönliche Beziehungen, im Weg standen. Wieder einmal war ich zutiefst überzeugt, dass es nicht nur daran lag, dass wir einen wunderschönen Urlaub »weitab von allen Sorgen« verbracht hatten – auch wenn dies mit Sicherheit ebenso eine Rolle spielte. Die Delfine hatten ganz wesentlich dazu beigetragen, die Stressbelastung zu vermindern.

Seit der Einführung des Internets denke ich immer wieder darüber nach, ob wir nicht auch hier die Natur nachahmen. Gibt es vielleicht einen unermesslichen natürlichen Wissensspeicher, in dem alles, was auf unserem Planeten geschieht, aufgezeichnet ist? Und wenn ja, wie und wo wurden diese Informationen gespeichert?

Solche Gedanken beschäftigten mich, als ich das Riff entlangschwamm, das angeblich nach Atlantis führen sollte. Hatten die Felsen irgendwie das Wissen über ihre Vergangenheit in sich aufgenommen? Wenn ja, konnten die Delfine dank ihrer Intelligenz und ihrer engen Naturverbundenheit dieses Wissen abrufen und vielleicht sogar an mich weitergeben?

Natürlich konnte ich diese Fragen nicht beantworten, doch als ich Bimini 1997 verließ, war ich mir zumindest einer Sache sicher. Ich hatte die Idee für ein neues Buch, in dem Dilo sein bisher aufregendstes Abenteuer erleben sollte. Dilo würde Atlantis entdecken.

Aufregende Begegnungen

1998 beendeten Sally Galotti und ich ein Buch für einen italienischen Verleger. Es erschien unter dem Titel »Potere Magico di Dilo« (dt. Dilos Zauberkräfte). Dilo erlebt darin aufregende Abenteuer vor einer Insel mit einem aktiven Vulkan. In dem Buch hat Dilo einen ständigen Gefährten, der buchstäblich an ihm klebt, denn es ist eine Remora, auch Saugfisch genannt. Ich gab ihr den Namen Rema.

Meine erste Vorstellung von Rema beruhte auf dem kleinen dunklen Fisch, der sich auf dem Rücken des Delfins Dobbie festgesaugt hatte. Dobbie filmte ich 1981 am Roten Meer. Sally war jedoch nicht durch solche realen Vorstellungen eingeengt. Sie hatte noch nie eine lebendige Remora gesehen und ließ ihrer Fantasie freien Lauf. So wurde Rema mit jedem Pinselstrich von Sally immer größer und farbenprächtiger. Das Bild von Rema, das sie mir schließlich zeigte, ähnelte einem Flamencotänzer in Fischform.

Dem Wissenschaftler in mir widerstrebte die bunte, quirlige Figur, die eine so wichtige Rolle in Dilos Leben spielte, zuerst. Doch mein Scheinwiderstand verschwand bald. Ich schrieb Geschichten für Kinder jeden Alters. Walt Disney hatte es vorgemacht. Er verwandelte eine Maus, die im Allgemeinen als Ungeziefer angesehen wird, in eine liebenswerte Comicfigur, die absolut nichts mit der Wirklichkeit zu tun hat. Warum sollten wir nicht dasselbe mit einem Fisch tun, der als Parasit gilt? Außerdem hatte ich das Gefühl, Rema könnte Kindern, vor allem den so genannten No-Future-Kids, zeigen, dass selbst Tiere, die von den Menschen niedrig eingeschätzt werden, attraktive Eigenschaften besitzen und ihr Leben verändern können, wenn sie sich an die Delfine halten – auch wenn sie nur erfunden waren.

Sally war von Anfang an begeistert von Rema. Je mehr sich der Charakter des eigenartigen Fisches mit einem Saugnapf auf dem Kopf entwickelte, umso extravaganter wurden Sallys Illustrationen. Manchmal konnte sie ihre Begeisterung nicht zügeln. Sie kicherte jedes Mal vor Aufregung und Freude, wenn sie mir ihre neueste Kreation am Telefon aus ihrem Studio in Mailand beschrieb.

Als Sally und ich beschlossen, Rebecca 1999 nach Bimini zu begleiten, erzählte ich meiner künstlerischen Mitarbeiterin, dass die Chancen gering seien, einer echten Remora zu begegnen.
Wir wohnten im Marlin Cottage, wo einst Ernest Hemingway »Inseln im Strom« schrieb. Seine überhebliche Einstellung gegenüber der Unterwasserwelt bildete einen interessanten Kontrast zu meiner eigenen. Nach meinen bisherigen Erfahrungen hätten mich die Ereignisse an unserem ersten Tag auf der Insel eigentlich nicht überraschen sollen. Sie taten es trotzdem. Ich hielt das Geschehen in einem selten geführten Tagebuch fest:

3. Mai 1999
Zuhause ist Bankfeiertag. Wir verlassen die Mole um 15.45 Uhr und starten zu unserem ersten Delfin-Schwimm-Ausflug – alle sind gespannt. Skipperin Melanie – groß, blond, von klassischer Schönheit – weist uns kurz ein. Wir fahren aufs Meer hinaus – keine Delfine – wir fahren Richtung Küste – keine Delfine – wir steuern wieder aufs offene Meer – keine Delfine. Rebecca hatte uns darauf vorbereitet, dass dies passieren könnte. Wir versuchen es ein letztes Mal, und da sind sie. Ein Baby springt neben dem Boot in die Luft. Es hat etwas auf dem Rücken. »Horace, Horace«, schreit Sally mit leuchtenden Augen. »Siehst du den Saugfisch?«
Sally liegt ausgestreckt auf dem Vordeck und schaut ins Wasser hinunter, so wie Melanie es angeordnet hat. Unter ihr reitet der kleine Delfin auf der Bugwelle und wedelt wie ein Wasserskiläufer von einer Seite zur anderen. Sally kann die Remora deutlich erkennen. Der Delfin schaut zu Sally hinauf. Eine kurze Zeitlang, die Sally für immer in Erinnerung bleiben wird, blicken sich die beiden tief in die Augen. Sally steigen Tränen in die Augen. Seit wir vor über zwei Stunden losgefahren sind, sitzt sie wartend in ihrem neuen Taucheranzug auf dem Boot und war bestimmt enttäuscht, dass wir so lange keine Delfine fanden. Doch jetzt, als sie da sind, springt sie ins Wasser und betrachtet die Remora von nahem. Sie sieht anders aus als das Exemplar, das ich im Roten Meer gesehen habe. Dieser Saugfisch ist bunt – wunderschön gelb und violett. Als Sally wieder an Bord kommt, berichtet sie begeistert, dass die Remora nicht einfach nur bewegungslos auf dem Delfinrücken hing. Die Remora, die von nun an Rema hieß, drehte und wendete sich, fast so, als würde sie einen Freudentanz vollführen. Vielleicht spürte sie Sallys Anwesenheit und ihre Freude?

Die Delfine haben Rebecca also nicht völlig im Stich gelassen, doch die kurze Begegnung ist schnell vorüber. Trotzdem sind alle glücklich. Heute ist der erste Tag. Es gibt sicher noch viele Gelegenheiten. Die Sonne geht unter. Wir fahren zurück nach Hause.
»Die Delfine haben uns wieder einmal gelehrt, dass wir nichts unter Kontrolle haben«, erklärte ich den anderen. Wie um diese Aussage zu bestätigen, sehen wir auf einmal eine Gruppe von Fleckendelfinen, genau bevor wir in den Kanal einbiegen, der zur Anlegestelle führt. So nahe an der Küste hat man sie noch nie gesehen. Wir sind kilometerweit aufs Meer hinausgefahren, um sie zu suchen. Und nun sind sie hier, ganz nahe am Land. Fast alle springen ins Wasser und haben eine wundervolle Zeit in der Dämmerung. Sally und ich bleiben an Bord und beobachten das Geschehen.
Dann sind die Delfine mit einem Mal verschwunden. Wir suchen nach ihnen. Das Meer ist flach. Wenn sie auftauchen, müssten wir sie auf jeden Fall sehen. Es sind einige Jungtiere in ihrer Gruppe, die oft zum Atmen nach oben kommen müssen. Doch sie scheinen sich in Luft – oder besser gesagt in Wasser – aufgelöst zu haben. Es ist nichts von ihnen zu erkennen.
»Wie ist das möglich?«, will ich wissen.
»Vielleicht sind sie nicht nur rein körperliche Wesen«, vermutet die Delfinbegeisterte Sara Charnos, die unter anderem Drehbücher für die TV-Mystery-Serie »The X Files« (Akte X; Fernsehserie über mysteriöse FBI-Fälle; Anm. d. Übers.) schreibt.
»Wie meinst du das?«, frage ich.
»Sie sind einfach auf die Seelenebene gewechselt«, erklärt sie.
Was für ein Gedanke! »Können Delfine von der spirituellen Ebene auf die körperliche Ebene wechseln und umgekehrt?«, fragte ich mich. Dies würde einige Rätsel erklären. Doch wer außer einem Boot voll leichtgläubiger, unkritischer Verrückter würde eine solche Möglichkeit auch nur im Entferntesten in Erwägung ziehen? Die Woche begann gut ...

Der nächste Eintrag, ein paar Tage später, zeigte die Vielzahl verschiedener Themen, die in den freiwilligen Gruppentreffen zur Sprache kamen, die jeden Morgen im wohltuenden Schatten eines Baumes auf der Terrasse des Marlin-Cottages stattfanden.

> Während des Playshops am dritten Tag machte Rebecca eine Bemerkung, die der Schlüssel zu den Heilkräften der Delfine sein könnte. Sie sagte: »Die Delfine lehren uns, Liebe zu geben, indem sie uns bedingungslose Liebe entgegenbringen. Die Liebe, die sie uns schenken, wächst wie eine Pflanze und wird immer größer. Sie ist in uns und wir können sie an andere weitergeben, egal wer oder was sie sind. Wenn wir in Liebe leben, verschwinden Krankheit und Unwohlsein von allein.«

Auf der nächsten Seite folgte ein Bericht in einer vollkommen anderen Handschrift. Eve Oxford Smith schilderte, wie sie sich fühlte, als ihr Hund von einem Auto angefahren wurde und starb. Außerdem erzählte sie mir eine alte Legende, die bewies, dass bereits die Ureinwohner Nordamerikas – lange bevor ich mich mit diesem Thema beschäftigte – wussten, dass Delfine den Menschen helfen können, über den Tod eines geliebten Tierfreundes hinwegzukommen.

> Wenn wir Tiere, die wir lieben, verlieren, ziehen ihre Seelen zur Brücke am Ende des Regenbogens und warten dort auf uns. Ist unsere Seele bereit, reist sie ebenfalls zur Regenbogenbrücke, wo wir allen unseren Haustieren wieder begegnen ... Gemeinsam schreiten wir über die Brücke zur Insel der Blauen Delfine, wo wir bis in alle Ewigkeit zusammen leben.

Der nächste Eintrag stammte wieder von mir.

> **8. Mai 1999**
> Der Tag, an dem ich von einem großen Bullenhai verfolgt wurde
> Heute ist ein »freier Tag« zwischen zwei Delfin-Schwimmgruppen. Bei Sonnenuntergang beschließe ich, ein bisschen alleine zu schnorcheln, und schwimme in Richtung Entrance Point, der schätzungsweise achthundert Meter weit entfernt liegt. Er markiert den Anfang des Kanals, der Nord- und Süd-Bimini trennt. Dort sammeln sich alle großen Fische. Ich sehe, wie die Feldwebelfische eifrig ihre Nester verteidigen und immer wieder auf mich und alle anderen vorbeischwimmenden Fische losgehen. Ich entdecke einen Rochen mit einer Remora und einen Barracuda, den ich schon früher an dieser Stelle beobachtet habe. Er schwebt nur wenige Zentimeter vor mir im

Wasser, und ich kann die Parasiten über seinen Kopf huschen sehen. Er benötigt dringend eine Reinigung. Ein rostiger Schiffsrumpf, ein Überbleibsel des letzten Hurrikans, wird immer wieder gegen die Felsen vor der Küste gespült. Der bronzene Propeller ist immer noch intakt. Ich schwimme weiter. Fünf oder sechs ausgewachsene Tarpone, etwa 1,5 Meter lang und sehr beeindruckend, ziehen zwischen mir und der Küste vorbei. Ich versuche, ihnen den Weg abzuschneiden, indem ich vorausschwimme, doch als sie meinen Plan durchschauen, beschleunigen sie und verschwinden in tieferes Wasser. Dann kommt ein riesiger Hai vorbei. Die Sicht unter Wasser ist trüb. Die Sonne verschwindet hinter einer massiven grauen Wolkenbank. Das Meer wird dunkel. Ich drehe mich um. Der Hai folgt mir. Ich starre ihn sekundenlang an. Er hält inne. Dann ändere ich die Richtung und schwimme auf den Strand zu. Der Hai verfolgt mich immer noch. Im Laufe der Jahre bin ich mit Hunderten von Haien geschwommen und habe viele gefilmt. Doch dieser hier ist der bedrohlichste, der mir je begegnete. Ich vermute, er ist über 2,5 Meter lang, dunkel und sehr breit. Die Art ist mir unbekannt. Es ist ein Meereshai – und kein Riffhai. Der Boden ist mit Abfall übersät. Ich tauche nach unten und ergreife ein mit Plastik umwickeltes Aluminiumrohr. Es dient mir als Tomahawk. Nun habe ich eine Waffe, um meinen Verfolger abzuwehren. Ich drehe mich um und schaue ihn wieder an. Einen Moment lang verharren wir unbeweglich und starren uns an. Ich umklammere meine Waffe. Der Hai wendet sich ab und schwimmt mühelos davon. Die Leichtigkeit und Eleganz, mit der dieser Riese durchs Wasser gleitet, faszinieren mich. Seine Schwanzflosse scheint sich kaum zu bewegen. Und trotzdem entfernt er sich mit einer Geschwindigkeit, die ich nur mit größter Anstrengung erreichen könnte. Er ist fort. Meine Aufmerksamkeit wird von einer Schar Tintenfische abgelenkt. Ich schwimme langsam auf sie zu, um sie nicht zu erschrecken. Ich mag Tintenfische. Sie können sich ihrer Umgebung anpassen und ihre schillernden Farben je nach Bedarf verändern. Plötzlich fühle ich ein Ziehen an einer meiner Flossen. Erschrocken drehe ich mich um. Es ist Sally. Ohne dass ich es wusste, hatte sie beschlossen, ebenfalls noch so spät zu schnorcheln. »Ich fühle mich unsicher, Horace. Es liegt etwas Gefährliches in der Luft.« Mein Adrenalinspiegel ist immer noch hoch. »Hast du den riesigen dunklen Hai gesehen?«, bricht es aus mir heraus. Das war die falsche Frage. Sally hat weder den Hai noch die

Tarpone gesehen. Sie will den Hai und die Tarpone auch gar nicht sehen und hat auch keine Lust, noch weiter hier zu bleiben, um meinen ausführlichen Bericht anzuhören. Der Himmel wird mit jedem Augenblick dunkler. »Horace, ich sage dir immer wieder, dass du spiritueller werden musst.« »Was hat das mit dem Hai zu tun, der mich verfolgt hat?«, wollte ich wissen, da ich keinen Zusammenhang erkannte. Sie seufzt angesichts meines mangelnden Verständnisses und schwimmt in die Richtung zurück, aus der sie gekommen war. »He, was ist mit den Tintenfischen? Willst du sie nicht anschauen?« Die Antwort erübrigt sich. Ein Paar Flossen, die in voller Geschwindigkeit davonpaddeln und eine Wolke aus Luftblasen hinter sich her ziehen, beantworten meine Frage. Zuhause angekommen, erkennt Mike den Hai anhand meiner Beschreibung sofort. »Das war ein Bullenhai«, erklärt er mir. Als ich ihm schildere, wie riesig er war, bedenkt er mich mit dem Achselzucken eines erfahrenen Tauchers, der schon überall gewesen ist und alles gesehen hat. »Das ist nur ein kleines Exemplar«, sagt er. »Wo ich herkomme, benutzen wir solche Haie als Köder.« Es ist nicht gerade angenehm, nicht ernst genommen zu werden, wenn man sich eben noch Auge in Auge mit einem Monsterhai befunden hat. »War nur ein Scherz«, beschwichtigte Mike mich mit einem breiten Grinsen. Ich eile zum Bücherschrank und fische ein Buch von Jerry Greenburg heraus, einem befreundeten Unterwasserfotografen, den ich vor Jahren kennen lernte und dessen Haibilder ich sehr bewundere. Eine seiner Fotografien bestätigt Mikes Aussage:

Bullenhai (*Careharinus leucas*). Der Bullenhai lebt in küstennahen Gewässern und schwimmt manchmal sogar in Flussmündungen. Daher stellt er eine potenzielle Gefahr für Schwimmer dar. Sein breites, abgerundetes Maul und sein schwerer kompakter Körper unterscheiden ihn von anderen Artgenossen. Der Bullenhai kann bis zu drei Meter lang werden.

Also habe ich doch keinen Meereshai gesehen. Ich muss noch viel lernen.

Soweit ich weiß, gab es auf den Bahamas noch nie einen Haiangriff auf Menschen, obwohl die Gewässer dort von unzähligen Tauchern frequentiert werden. Ich kenne sogar einen Tauchlehrer, der als besondere Attraktion auf seinen Touren Haifütterungen anbietet. Trotzdem erwähnte ich den Bullenhai nach Sallys Reaktion lieber nicht vor den Teilnehmern der neuen Gruppe, die am nächsten Tag anreisten. Ich wollte sie nicht verängstigen und ihnen die Woche vermiesen.

Die neue Gruppe war ganz anders als die vorige. Unter den Leuten, die dem Wasserflugzeug entstiegen, befand sich auch Shizuko. Ihre Anwesenheit auf Bimini gab mir die Gelegenheit zu weiteren Gesprächen über die Unterschiede zwischen östlicher und westlicher Einstellung zum Thema Gesundheit. Ich erfuhr zum Beispiel, dass nicht alle Teilnehmer an Dr. Nakagawas hundertstem Seminar über Natürliches Heilen in Tokio auch wirklich krank waren.

Manche waren gesund und wollten einfach das »Erwachen ihrer Lebensfreude« erleben, wie Shizuko es formulierte. Nach meinem westlichen Verständnis handelte es sich hierbei um Präventivmedizin, bei der ein Kunde, und nicht ein Patient, geistig aufgebaut und somit sein Immunsystem gestärkt wurde.

»Im Osten hat der Arzt die Aufgabe, die Menschen gesund zu erhalten. Dafür muss er nicht unbedingt umfangreiche medizinische Qualifikationen haben. Häufig ist der Arzt einfach eine weise Persönlichkeit, die natürliche Methoden zur Gesunderhaltung der Menschen kennt und Kranken zu helfen weiß.«

»Aber was ist mit Krebspatienten, die im Sterben liegen?«, fragte ich.

»Im Westen denken wir, Kranke hätten ein schlimmes Schicksal und seien unglücklich. Vor allem Krebskranke.« Shizuko zeigte mir daraufhin eine Reihe ziemlich schonungsloser Nahaufnahmen von Krebskranken aus Dr. Kozawas Klinik.

»Diese Menschen sind nicht unglücklich«, fuhr sie fort, das Wort »nicht« betonend. »Oft waren sie nicht glücklich, bevor sie Krebs bekamen. Doch als sie krank wurden, erkannten sie, dass Veränderungen nötig waren. Und das machte sie glücklich.« Sie zeigte mir weitere Bilder von Patienten, deren Wunden gerade behandelt wurden.

»Es ist Teil ihrer Reise, spirituell zu wachsen. Sobald sie dies tun, bilden sich die Krebsgeschwüre zurück. Manchmal verschwinden sie sogar völlig.«

»Was ist mit denen, die nicht darauf reagieren?«, beharrte ich.

»Manche sterben. Wir alle müssen sterben. Aber sie sind glücklich, wenn sie in die nächste Welt wechseln.«

Unser Gespräch führte uns zu Shizukos Verständnis von Spiritualität.

»Spiritualität hängt nicht von irgendeiner religiösen Überzeugung oder einer bestimmten Moralvorstellung ab«, erklärte sie. »Es bedeutet, dass man sich der Seelenebene bewusst wird, der Lebensfreude, die uns in allem, was uns umgibt, begegnet, vor allem in den Delfinen.«
Shizukos Worte erinnerten mich an die letzten Sätze aus der tiefgründigen und beeindruckenden Eröffnungsrede bei der ICERC-Konferenz in Australien im Jahr 1997 von der weisen alten Aborigine Auntie Pearl King:

> Spiritualität heißt nicht, allein auf einem Berg oder in einem Kloster zu sitzen und zu versuchen, die weltlichen Verlockungen zu überwinden. Es geht nicht um Sünde oder Schuld. Es geht darum, sein Leben zu leben und die Heiligkeit in den Dingen des Alltags zu entdecken. Es geht um die heiligen Dinge des Alltags. Es geht darum, unsere Einzigartigkeit voller Freude in eine mitfühlende und offene Welt einzubringen. Es geht darum, nicht nur einen Vatergott, sondern auch eine Muttergöttin zu ehren. Australien und die ganze Welt braucht eine Große Mutter als Gegengewicht zum Großen Vater. Wenn wir ihr zuhören, leben wir im Einklang mit Mutter Erde. Dadurch kann die Erde uns nach Hause führen und heil werden.

Auch heute noch bin ich mir nicht sicher, ob ich vollkommen verstanden habe, was Shizuko mir erklären wollte. Doch ihre Worte verdeutlichen mir, warum die Heilkraft der Delfine in Ländern wie Japan bereitwilliger akzeptiert wird als bei uns. Dort sieht man die Verlängerung des Lebens um jeden Preis und so lange wie möglich nicht als höchstes Ziel der Medizin an. Außerdem kam ich zu der Überzeugung, dass Intuition zum Verständnis der subtilen Heilkräfte der Natur bei meiner Suche nach dem Kern der delfinischen Heilenergien sehr wichtig war, vielleicht sogar noch wichtiger als ein rein wissenschaftliches Vorgehen.
In der zweiten Woche auf Bimini besaßen die Delfinbegegnungen eine ganz andere Qualität. Das beeindruckendste Erlebnis hatte die zweite Gruppe an einem Tag, an dem ich nicht mit hinausfahren konnte. Ich stand am Anlegesteg, um das Boot in Empfang zu nehmen, als es in der Dämmerung zurückkehrte. Alle an Bord sprühten förmlich vor Begeisterung über die Vorkommnisse. Sie konnten es kaum erwarten zu berichten.
»Das hättest du sehen sollen, Horace. Sie paarten sich und hoben sich aus dem Wasser, ihre Körper eng aneinander gepresst. Es war wunderbar. Sie

machten weiter, auch als wir alle im Wasser waren. Sie mochten unsere Anwesenheit. Das Meer wimmelte nur so von Delfinen, die sich liebten. Es waren mindestens vierzig Delfine.«

Vom Strand aus hatte ich zuvor eine breite und gewaltige dunkle Wolkenfront auf die Insel zutreiben sehen. Ich hatte mir Sorgen gemacht, was wohl aus der Gruppe draußen auf dem Meer würde.

»Der Himmel wurde ganz schwarz. Blitze zuckten. Das Meer war voller Energie. Es war Wahnsinn! Einfach Wahnsinn!«

Dieser Kommentar erinnerte mich plötzlich an meine Gefühle während einer früheren Reise, als ich bei Gewitter nackt im Meer geschwommen war. Ich hatte eine immense sexuelle Energie im Wasser um mich herum gespürt. Offensichtlich fühlten dies auch die Delfine. Und da es für sie in dieser Hinsicht keine Grenzen gab, ließen sie, in einem freudigen Schöpfungsakt, ihren Gefühlen freien Lauf und übertrugen ihren Enthusiasmus auf die anwesenden Menschen.

Da wir Menschen sind, erwarteten wir natürlich alle, dass sich die Ereignisse am nächsten Tag wiederholen würden – alle wollten unbedingt, dass ich zusammen mit der Gruppe eine ähnliche Erfahrung machen konnte. Doch es sollte nicht sein, wodurch die Erfahrung für die anderen noch wertvoller wurde. Es zeigte uns auch, dass man nie genau weiß, was als Nächstes geschieht. In Gesellschaft einer Gruppe frei herumziehender, verspielter Fleckendelfine auf dem offenen Meer muss man jederzeit mit etwas Unerwartetem rechnen.

Am Ende der Woche verabschiedeten wir uns vor unserem Hotel. Rebecca hatte Tränen in den Augen. Suzie, ein wundervolles verrücktes junges Mädchen, die für eine Tierschutzorganisation arbeitete, war die halbe Nacht aufgeblieben und hatte einen Song komponiert. Während wir auf das Taxi warteten, das uns zum Wasserflugzeug bringen sollte, saß sie auf dem Boden in der Sonne, hinter sich das azurblaue Meer, und sang zur Begleitung ihrer Gitarre ihr Lied für uns. Als sie geendet hatte, brach sie in Tränen aus angesichts der Tatsache, dass wir uns nun trennen mussten. Traurig nahm sie eine Handvoll weißen Korallensand und stopfte ihn in ihre Tasche.

Auf dem Flug nach Miami fragte ich mich, was wohl im Meer unter mir vor sich ging. Was machten die Delfine gerade? Und woran dachten sie? Wussten sie, wie viel Liebe, Spaß und Traurigkeit, weil wir sie verlassen mussten, sie in den Menschen geweckt hatten, die nun in einem lauten Wasserflugzeug über sie hinwegflogen? Oder besaßen sie die Gnade, uns gar nicht zu bemerken, sondern waren völlig frei und offen für alles, was ihnen begegnete – ob es nun eine Gruppe Menschen oder eine andere Delfinfamilie war –, als Teil ihres endlosen Spiel des Lebens?

Delfintherapie

Ein gesundes Leben ist wie ein Balanceakt auf dem Hochseil. Es ist ein Wunder, dass wir überhaupt darauf stehen können. Jede Sekunde an jedem Tag unseres Lebens müssen unzählige Körperfunktionen an zahllose Veränderungen angepasst werden. Vorgänge, die meistens völlig unbewusst ablaufen. Doch wenn auch nur das Geringste schief geht, kann dies zu Krankheiten, wie zum Beispiel Diabetes, führen. Um gesund zu bleiben, muss unser Blutzuckerspiegel innerhalb enger Grenzen liegen, trotz der enormen Unterschiede, was Menge und Art unserer Nahrung angeht. Salz ist ein weiteres Problem. Wir alle brauchen es, um zu überleben. Wenn wir jedoch über lange Zeit zu viel salzen, bekommen wir gesundheitliche Probleme. Erstaunlicherweise führt bereits eine kleine Dosis zum Tod, wenn man Salzlösung injiziert. Ernährung und Salz sind äußere Faktoren, die wir unmittelbar kontrollieren können.

Es gibt auch andere Faktoren, auf die wir keinen oder nur geringen Einfluss haben. Zum Beispiel Krankheitserreger, fremde Substanzen, die in den Körper eindringen und dann verarbeitet und zerstört werden müssen. Viren und Bakterien sind die zwei Hauptstörenfriede, die uns von unserem Hochseil werfen wollen.

Bakterien sind winzige Organismen. Sie bestehen aus einzelnen, mit bloßem Auge nicht sichtbaren Zellen. Man kann sie mit einem optischen Mikroskop beobachten. Sie gehören weder zu den Tieren noch zu den Pflanzen. Die meisten sind unschädlich. Manche sind wichtig für die Nahrungsaufspaltung im Darm. Krankheitserregende Bakterien können hingegen gefährlich sein. Sie töten lebende Zellen. Unter günstigen Bedingungen vermehren sie sich mit enormer Geschwindigkeit. Viele können ihre Population innerhalb von fünf Minuten verdoppeln. Das bedeutet, aus einem einzigen Bakterium können binnen zwei Stunden vier Millionen Bakterien entstehen. Dies erklärt, warum Krankheiten wie die Cholera innerhalb vierundzwanzig Stunden zum Tod führen können. Viren sind kleiner und einfacher gebaut als Bakterien. Sie leben in Zellen und sind so winzig, dass sie nur unter einem Elektronenmikroskop beobachtet werden können. Nach ihrer Vermehrung brechen sie aus ihrem Wirt aus und zerstören dabei die Zellen. Viren sind für zahlreiche Erkrankungen verantwortlich, von Schnupfen und Grippe bis hin zu Aids.

Unser Körper besitzt eine ganze Palette verschiedener Methoden und Abwehrstoffe gegen Bakterien und Viren. Dieses Abwehrsystem wird auch Immunsystem genannt.

Die Hauptwaffen in unserem Waffenarsenal bestehen aus einer Vielzahl weißer Blutkörperchen (Lymphozyten, Leukozyten, Mastzellen und Monozyten), die im Blutkreislauf zirkulieren. Es gibt zwei Arten von Lymphozyten. B-Zellen produzieren Antikörper gegen Bakterien und Viren von außen. T-Zellen sind im Innern kranker Zellen aktiv.

Die Therapeutin Rachel Charles, mit der ich über die Heilkräfte der Delfine diskutierte, gab mir ein Exemplar ihres Buches »Mind, Body, Immunity«. Darin beschreibt sie leicht verständlich die Entstehung, Funktion und Steuerung dieser Zellen und weiterer Elemente des Immunsystems. Rachel weist darauf hin, dass man ursprünglich davon ausging, die weißen Blutkörperchen würden von ihren Entstehungsorten aus gesteuert, zum Beispiel vom Knochenmark aus. Später entdeckte man jedoch, dass Immunreaktionen auch durch so genannte Neurotransmitter, die vom Gehirn ausgehen, ausgelöst werden. Dies lässt vermuten, dass der Verstand bzw. die Psyche, die im Gehirn angesiedelt ist, eine Rolle bei der Behandlung von Krankheiten, auch viruellen oder bakteriellen Ursprungs, spielt. Wer sich mit Heilung beschäftigt, vom Medizinmann bis zum Klinikarzt, weiß natürlich seit langem, dass die Psyche einen hohen Einfluss auf den Ausbruch und den Verlauf einer Krankheit hat. Nachdem dieser offensichtliche Zusammenhang heute wissenschaftlich erwiesen ist, entstand ein neuer Zweig der Medizinforschung mit dem hochtrabenden Titel Psychoneuroimmunologie (PNI). Im Zuge dieser Entwicklung möchte ich vorschlagen, noch einen Schritt weiter zu gehen zur PNH, der Psychoneuroheilung. PNH anerkennt die Schlüsselrolle psychologischer Faktoren, und zwar nicht nur bei der Krankheitsvorsorge, sondern auch bei der Heilung. Durch meine Arbeit begegne ich zahllosen Menschen, die in irgendeiner Form von Delfinen berührt wurden. Immer wieder frage ich, warum die Delfine so starke Emotionen auslösen. »Ich muss lächeln, wenn ich sie sehe«, »sie machen mich glücklich«, »sie geben mir ein gutes Gefühl« sind typische Antworten. Doch wenn ich wissen will, wie die Delfine dies erreichen, bekomme ich keine klare Antwort. »Ich weiß es nicht, es ist einfach so«, heißt es meistens.

Seit mehr als zwanzig Jahren beschäftigt mich diese Frage, und ich bin zu dem Schluss gelangt, dass die meisten Menschen in ihrem Inneren eine tiefe Liebe zu ihren Mitmenschen besitzen, die die Delfine verkörpern.

Leider ist diese Liebe bei einigen unter einer Schicht von Negativität verborgen. Diese Schicht aus Misstrauen, Abwehr, manchmal auch offenem Hass wird traurigerweise durch die täglichen Nachrichtenmeldungen genährt, die uns mit Zahlen überschwemmen, wie viele Menschen bei Kämpfen irgendwo auf der Welt getötet oder verletzt wurden. Doch trotzdem existiert diese Liebe, und gelegentlich geschieht etwas, dass die weiche Seite des menschlichen Wesens zum Vorschein kommt. Das einzigartige, offen geäußerte Mitgefühl auf der ganzen Welt anlässlich des Todes von Prinzessin Diana im Jahr 1998 ist ein Beispiel dafür. Es zeigte in unvergleichlicher Weise, wie viel Liebe die meisten Menschen zu geben haben. Wir müssen nur einen Kanal finden, durch den sie fließen kann. Dann heilen wir uns selbst.

Wie schon in der Einführung erwähnt, soll dieses Buch unter anderem zeigen, dass die Delfine einen solchen Kanal öffnen, durch den die Liebe sowohl von uns weg als auch zu uns hin fließen kann. Außerdem wollte ich dem Geheimnis hinter den »Heilkräften der Delfine« auf die Spur kommen. Dabei gehe ich wie bei Cleudo vor, einem Spiel, bei dem ein Detektiv einen Mordfall in einem großen Haus lösen muss.

Meine Work- bzw. Playshops bieten hier einen passenden Rahmen. Ich bin in der glücklichen Lage, dass ich sie überall auf der Welt halten kann. Fast immer finden sie an interessanten, oft auch reizvollen Orten statt. Ein Vorteil von Rebecca Fitzgeralds Delfin-Schwimmprogrammen liegt darin, dass sie immer eine Woche dauern. Dadurch haben die Teilnehmer ausreichend Zeit, um meine Rätselfrage zu lösen: Worin liegt die heilende Kraft der Delfine? Zusätzlich gebe ich ihnen noch die aktuellsten Informationen und Forschungsergebnisse, die uns eventuell bei einer Lösung des Geheimnisses helfen können.

Charakteristisch für die Delfine ist, dass sie die Herzen der Menschen offensichtlich auf ganz unterschiedliche Weise berühren. Daher kann jeder Teilnehmer an einem Delfin-Playshop einen wertvollen eigenen Beitrag leisten. Was schließlich dabei herauskommt, hängt in beträchtlichem Maße von der Zusammensetzung der Gruppe ab. Die Teilnehmer kommen aus den verschiedensten Lebenssituationen und bringen eine außergewöhnliche Bandbreite an Talenten und Sichtweisen mit ein. Wir tauschen unsere Erfahrungen aus und sprechen über die Wirkung der Delfine auf unser Leben. Mal verwenden wir Musik und künstlerische Tätigkeiten als Ausdrucksmittel, mal machen wir eine Meditation in die Traumzeit der Delfine. Hauptsächlich lernt jedoch jeder vom anderen.

Die Delfine selbst stellen wohl die aufrichtigsten Elemente bei der Suche nach dem Ursprung ihrer geheimnisvollen Heilwirkung dar. Bei ihnen liegt alles offen zutage – ein Satz, der sicherlich für die meisten Menschen nicht zutrifft. Bei den Delfinen gibt es keine Doppeldeutigkeit und keinen Schein. Sie tragen keine Kleider und keine Schminke. Die Fleckendelfine auf den Bahamas stellen ihr Alter offen zur Schau, wie Logos auf einem T-Shirt. Je mehr Flecken, umso älter der Delfin. Aus meiner menschlichen Sicht werden sie mit zunehmendem Alter immer schöner. Obwohl ich bereits viele alte Delfine gesehen habe, bin ich nie einem begegnet, der sich wie ein Senior (im menschlichen Sinn) benommen hat. Viele alte Menschen haben noch einen jugendlichen Funken in sich, doch durch allerlei Beschwerden ihrer gealterten Körper kann er nicht zur Flamme auflodern. Delfine müssen im hohen Alter nicht mit einem Stock oder einer Gehhilfe umherschlurfen. Ihr Gewicht wird vom Wasser getragen. Mit einem leichten Flossenschlag sind sie schnell genug, um einen Plattfisch zu erwischen oder mit einem verspielten Urenkel herumzutollen. Wer den heiligen Gral ewiger Jugend sucht, kann daher seine Suche beenden. Die Delfine haben ihn gefunden. Wenn Sie ihn auch besitzen wollen, dann sollten Sie unbedingt versuchen, in Ihrem nächsten Leben als Delfin wiedergeboren zu werden!

Doch zurück zu der ernsthaften Aufgabe, wissenschaftliche Beweise zu sammeln. Bei unserer Suche nach der Ursache delfinischer Heilkräfte betrachten wir zuerst einmal, was beim Zusammentreffen von Mensch und Delfin eigentlich geschieht. Wir wissen, dass die Delfine uns mit Tönen durchdringen. Nur wenige davon hören wir mit unseren Ohren, doch viele könnten eine Wirkung auf unseren Körper haben. Wendy Huntington nahm diese Laute wahr, als die Delfine sie umringten. Sie sagte, sie fühlte sich wie Champagner. Diese Aussage unterstützt die Vermutung von Dr. David Cole, Gründer der amerikanischen Aquathought Foundation. Er geht davon aus, dass der Ultraschall der Delfine durch Kavitation die Produktion von T-Zellen anregt. Diese wiederum greifen gezielt kranke Zellen an und zerstören sie, unter anderem auch von Aids- und ME-Viren befallene Zellen.

Als ich 1997 meine ebenfalls delfinbegeisterte Freundin Estelle Myers in ihrem Haus in den australischen Blue Mountains besuchte, lernte ich Dr. Kay Distel kennen, die ein Kind mit schweren Verhaltens- und Lernstörungen mit Hilfe von Tönen therapierte. Sie machte mich mit der Arbeit des französischen Arztes Dr. Alfred Tomatis bekannt, der die

Grundlagen für die so genannte APP-Therapie (Audio-Psychophonologie) schuf. Er widmete einen großen Teil seines Berufslebens der Frage, warum Töne und Sprache eine so zentrale Rolle bei menschlichen Gefühlen und Verhaltensweisen spielen. Schließlich wandte er seine Forschungsergebnisse in der Klinik an. Später kontaktierte mich meine Bekannte Jill Robinson und fragte, ob die Töne der Delfine einen ähnlichen Effekt wie die gefilterten Sounds von Dr. Tomatis hätten. Tomatis erzeugte sie, um die so genannte Schall-Geburt bei Kindern zu fördern, und zwar auch bei autistischen Kindern, wie in seinem Buch »Das Ohr und das Leben« beschrieben.

Ich konnte ihr keine endgültige Antwort geben, doch ihre Frage machte mir die hoch komplexe Wirkungsweise von Tönen auf den menschlichen Körper noch deutlicher bewusst. Erneut überlegte ich, warum die Dolphin Dreamtime-Meditation einen solchen Einfluss auf so viele Leute ausübte. Und warum beflügelte mich das Lied »Iruka No Ut« (Delfin-Lied) so stark, wenn ich meine Gedanken in Worte umsetzen wollte? Trotz allem hatte ich das Gefühl, dass die Wirkung von Delfinlauten auf uns Menschen sicher nicht die einzige Antwort auf die Frage nach den rätselhaften Heilkräften der Delfine war.

Die Abkürzung DAT – dolphin-assisted therapy (»Delfinunterstützte Therapie«) – ist mittlerweile allgemein bekannt, wenn von der Heilwirkung der Delfine die Rede ist. Unter diese Bezeichnung fällt auch die Arbeit von Dr. David Nathanson, einem sehr erfolgreichen Psychotherapeuten in den USA. Im Jahr 1989 beobachtete ich »Dr. Dave« – wie er von seinen Patienten liebevoll genannt wird – bei der Behandlung eines hirngeschädigten Erwachsenen und dem zwei Jahre alten Down-Syndrom-Kind Bill.

Die Therapiesitzung fand in sehr entspannter Atmosphäre am Rand eines Delfinbeckens in der Sonne Floridas statt. Dr. Nathanson zeigte seinem jungen Patienten ein Holzbrett, auf das die Umrisse eines Autos gemalt waren. Er deutete auf das Bild und sprach mehrmals sehr deutlich das Wort »Auto« aus. Es war ein lustiges Spiel. Jedes Mal, wenn Bill das Wort nachzuahmen versuchte, lobte Dr. Dave ihn überschwänglich. Als der Junge schließlich ein Wort stammelte, das nur mit viel Fantasie wie »Auto« klang, war Dr. Dave voller Lob und rief begeistert: »Sehr schön! Guter Junge, guter Junge!«

Daraufhin wurde das Brett mit dem Autobild in das Becken geworfen. Bills Mutter, die bereits im Wasser war, nahm ihren Sohn in Empfang. Ein Delfin zog die beiden herum. Der lächelnde Bill wurde mit noch mehr Lob

überschüttet, und der Delfin erhielt einen Fisch als Belohnung von seinem Trainer, der ihm mit Hilfe von Handzeichen und Pfiffen Anweisungen gegeben hatte, was er tun sollte.
Dr. Nathanson erzählte mir, dass er Delfine als Helfer sieht, die seine Patienten motivieren, ihnen Selbstvertrauen geben, sie ermutigen und für erbrachte Leistungen belohnen. Diese Behandlungsmethode wandte er bei Patienten mit neurologischen Problemen an, die unter anderem lernen bzw. wieder erlernen mussten zu sprechen, Bewegungsabläufe zu koordinieren und andere Funktionen, die gesunde Menschen als selbstverständlich ansehen.
Fähigkeiten wie zum Beispiel das Durchqueren eines Raumes unterliegen normalerweise unserem Willen. Wir erlernen sie als kleines Kind und behalten sie unser ganzes Leben. Sie hängen von unserem Gehirn und dem zentralen Nervensystem ab, die eine komplexe Folge von Muskelan- und -entspannung in Gang setzen. Der menschliche Therapeut spielt eine zentrale Rolle bei Dr. Nathansons Therapie. Der Delfin ist da, um dem Therapeuten zu helfen.
Als Bill Bowell, der mich als Erster auf die Heilkraft der Delfine aufmerksam machte, von seiner langjährigen Depression geheilt wurde, gab es keinen qualifizierten Arzt oder Therapeuten in seiner Umgebung. Ein freundlicher Delfin im offenen Meer war sein Therapeut, zumindest schien es so. Allerdings gab es einen anderen Menschen in seiner Nähe. Bill wurde von seiner Frau Edna begleitet, die sich sehr ängstigte, als sie von der Hafenmole ins Boot steigen sollte. Doch sie überwand ihre Angst, um bei ihm zu sein. Als sie später vom Boot aus das Geschehen verfolgte, gaben die Delfine Edna Hoffnung, dass ihr geliebter Bill wieder gesund werden würde. Ich erfuhr erst davon, als sie es Jahre später einmal nebenbei erwähnte.
Doch auch ohne diesen zunächst unbekannten weiteren »Beweis« ist das Ergebnis eindeutig. Bill ist wieder vollkommen gesund. Er wurde zum Heiler, auch wenn er selbst sich nicht so bezeichnen würde. Heute sehe ich allerdings auch, dass seine Frau Edna einen wesentlichen Beitrag zu Bills Heilung geleistet hat, da sie den geheimnisvollen delfinischen Heilkräften eine zusätzliche »Waffe« hinzufügte: die uneingeschränkte Liebe zu ihrem Mann.
Nachdem ich Liebe als möglichen Schlüssel identifiziert hatte, untersuchte ich alle Fälle erneut, bei denen bemerkenswerte Verbesserungen durch die Delfine festzustellen waren. Interessanterweise gab es immer eine mensch-

liche Bezugsperson, die eine entscheidende Rolle spielte. Die Liebe und Fürsorge dieser Bezugsperson unterstützte die bedingungslose Liebe, die alle Patienten nach ihren einstimmigen Aussagen von den Delfinen empfingen.

Wendys Mann Tony war an Bord, als sie ihre wundervolle Delfinbegegnung hatte und ihre ME-Symptome verschwanden. Es war Tony, der Rebecca davon abhielt, Wendy ins Boot zurückzurufen, als sie in der Dämmerung allein im Wasser war. Als Wendy schließlich wieder zurück an Bord war, war er da und verstärkte ihre Erfahrung durch seine zärtliche Liebe.

Während ich meine Aufzeichnungen über heilende Delfinbegegnungen ein zweites Mal durchging, machte ich eine weitere Entdeckung.

Sie fiel mir auf, als ich den Fall von Jemima Biggs noch einmal rekapitulierte. Bei einer späteren Begegnung mit dem Delfin Freddie vor der Küste von Amble in Northumberland weinte Jemima den ganzen darauffolgenden Tag – etwas, was sie noch nie zuvor getan hatte. Ihre Trauer über den Tod ihrer Großmutter und andere traumatische Erlebnisse in ihrem Leben lösten sich plötzlich in einem Meer von Tränen auf. Dann sprudelten allmählich neue, frische Gefühle wie Quellwasser in Jemimas Bewusstsein. Sie fing an, sich selbst zu mögen, und erkannte, dass auch andere sie mochten. Sie konnte Liebe offen annehmen und geben. Sie war eindeutig auf dem Weg zur Heilung. Sie heiratete und bekam zwei Kinder.

Gefühle von Hilflosigkeit und Sinnlosigkeit verstärken medizinische Probleme. Wir alle brauchen das Gefühl, dass unser Leben einen Sinn macht. Einem Patienten zu helfen, eine Aufgabe oder seine Berufung im Leben zu finden, ist ein Weg, dieses Bedürfnis zu befriedigen. Eine wirksame Methode besteht darin, ihn oder sie zu ermutigen, anderen auf selbstlose Weise zu helfen. In unserer Gesellschaft, die auf dem Motto quid pro quo basiert, profitieren wir alle davon, wenn wir lernen, wie viel Freude es macht zu geben, ohne etwas dafür zu erwarten. Die Freude am Geben kann, neben vielen anderen Dingen, unsere Einstellung zum Leben verändern und daher die Wirkung der Delfintherapie unterstützen und verstärken. Je mehr der Patient sich von seinem Zustand des Unwohlseins entfernt und überschwängliche Freude am Leben und Geben erfährt, umso besser stehen seine Heilungschancen. Die Delfine verkörpern diesen angestrebten Zustand, den wir fühlen können, wenn wir sie vor lauter übersprudelnder Lebensfreude aus dem Meer springen sehen.

Im Laufe der Jahre erkannte ich, dass die Heilung mit Hilfe der Delfine, so wie ich sie verstehe, Anfeindungen und Widerständen ausgesetzt ist – wie auch andere alternative Therapieformen, alte wie moderne, die alle ihre Anhänger und Verteidiger haben. Diese Einsicht bestätigte sich durch einen Artikel, der unter der Rubrik »Alternative Medizin« in der »Times« am 26. Oktober 1999 erschien.

Der erste Beitrag, der mir auffiel, war von Sally Morris zum Thema Ayurveda, eine Lehre, die laut ihren Behauptungen das älteste Gesundheitssystem der Welt ist und fast siebentausend Jahre zurückreicht. »Der Name«, so schreibt sie, »leitet sich von den beiden Sanskritwörtern *ayus*, Leben, und *veda*, Wissen, ab.« Ayurveda ist eine sehr komplexe Lehre über spirituelle und körperliche Heilung. Um sich ausreichend zu qualifizieren, muss man ein fünfjähriges Studium und ein Praxisjahr in einer Ayurveda-Klinik absolvieren.

Zahllose Patienten wurden, vor allem in Indien, im Laufe der Jahrhunderte mit Hilfe von Ayurveda geheilt. Ayurveda ist eine ganzheitliche Lehre, bei der man – ähnlich wie bei der Philosophie von Dr. Kozawa in Japan – unter anderem seine ganze Lebensweise, einschließlich der Ernährung, neu überdenken muss.

Die Journalistin Susan Clark machte einen Sprung von alt zu neu und berichtete in derselben Ausgabe der »Times« über die radikale Behandlungsform des Chirurgen und anerkannten Homöopathen Dr. James Colthurst. Er benutzt ein Gerät namens Kosmed, eine Abkürzung für kosmische Medizin, das einer schmalen schwarzen Fernsehsteuerung ähnelt. Es sendet schmerzlose elektrische Impulse an die Haut, wodurch die C-Fasern neuronaler Netze stimuliert und Neuropeptide ausgeschüttet werden. Diese sorgen für eine schnelle und natürliche Wundheilung in den erkrankten Körperteilen. Zusätzlich stoppt Kosmed die Ausschüttung der Neuropeptide, wenn diese nicht mehr gebraucht werden. Dr. Colthursts Forschungsentwicklung sorgte für dramatische Verbesserungen bei Patienten mit prämenstruellen Beschwerden und Magen-Darm-Geschwüren. Die Aktivierung des Nervensystems und die damit zusammenhängende Ausschüttung neuronaler Botenstoffe ähnelt der Reaktion von Patienten, deren Beschwerden durch die Delfintherapie auf rätselhafte Weise besser wurden.

Zwischen diesen beiden extremen Beiträgen stand ein Artikel von Peta Bee mit dem Titel: Musik, die neue Medizin. Darin wurden Versuche geschildert, bei denen Patienten mit Hilfe von Musik postoperative Traumata überwanden und die Lernfähigkeit von Kindern gefördert wurde. Zweifellos handelt es sich bei den Gesängen der Wale und Delfine um die »Musik der Meere«. Wissenschaftliche Forschung könnte also die positive Wirkung der CD Dolphin Dreamtime erklären.

Nach all diesen Überlegungen lässt sich unschwer erkennen, dass die Heilkräfte der Delfine kein schnelles Allheilmittel sind. Sie sind nur eine Sprosse der Leiter. Außerdem benötigen die Delfine unseren Beistand, um ihre Wunder zu vollbringen. Ihre Heilkräfte sollten daher am besten mit konventioneller Medizin kombiniert werden, oder mit so genannten alternativen bzw. komplementären Heilverfahren, wie zum Beispiel Reiki, Reflexzonentherapie, Aromatherapie, Kristallheilung usw. Jeder Fall ist verschieden und erfordert einen individuellen Zugang; wir sollten unsere Intuition nutzen, um den besten Weg herauszufinden. Wenn wir uns zu einer bestimmten Behandlungsform hingezogen fühlen, dann ist sie für uns wahrscheinlich auch die richtige. Auch professionelle Beratung spielt unter Umständen eine wichtige Rolle. Es kann allerdings ebenso wertvoll sein, einfach mit einem Freund oder einem sympathischen Therapeuten über das Problem zu sprechen, wobei die Delfine eine symbolische Rolle übernehmen können.

Allen hier erwähnten Behandlungsmethoden liegt jedoch ein wesentliches Element zugrunde, das leider viel zu selten erwähnt wird: die Liebe.

Lebensfreude und Liebe sind die Schlüsselelemente bei der Heilung durch Delfine. Ich finde, man sollte noch Hoffnung hinzufügen. Die Kombination aus Lebensfreude, Liebe und Hoffnung ebnet den Weg für einen positiven, optimistischen Zugang zu medizinischen Problemen, indem sie unser Immunsystem stärkt, das uns auf dem Hochseil des Lebens hält.

Denken wir zurück an Dilo und seine Wirkung in rumänischen Kranken- und Sterbehäusern mit aidskranken Kinder. Der übermütige kleine Delfin brachte heilende Energien mit sich, genau wie die Delfinbilder, die bereits vor dreitausendfünfhundert Jahren die Wände des Badezimmers der Königin in Knossos auf Kreta schmückten. Hinzu kam die Liebe, die Besucher und Pfleger den Kindern entgegenbrachten.

Dies führt uns zu einem weiteren äußerst wichtigen Punkt im Zusammenhang mit Delfintherapie. Denn wie die Patienten haben auch die Therapeuten und Pfleger ihre Bedürfnisse. Diese Bedürfnisse müssen anerkannt und befriedigt werden, damit die Betreffenden ihre Aufgabe erfüllen können – eine wichtige Voraussetzung für die Heilwirkung der Delfine. In der Delfintherapie geht es auch darum, den Patienten und den Menschen, die sich um sie kümmern, Hoffnung zu geben. Lebensfreude, Liebe und Hoffnung im Überfluss öffnen den Weg zur Heilung. Wir müssen ihm nur noch folgen.

Aufbruch in ein neues Jahrtausend

Nach der Entdeckung des Feuers war die stärkste verändernde Kraft in der Geschichte der Menschheit die Entdeckung von Elektrizität. Davor waren sich die Menschen der Blitze am Himmel bewusst. Doch der direkte oder indirekte Einsatz von elektrischer Energie in unserem Alltagsleben – von der Werkzeugherstellung bis hin zu leistungsstarken Funktelefonen – war schlicht undenkbar, bis Michael Faraday um 1830 die Eigenschaften der Elektrizität am Königlichen Forschungsinstitut in London vorführte.

Ohne dieses neue Wissen und Verständnis hätten wir wahrscheinlich nie entdeckt, welche Rolle Elektrizität bei zahllosen Körperfunktionen spielt, zum Beispiel beim Herzschlag, den wir mit Hilfe eines EKG (Elektrokardiogramm) messen können.

Gibt es vielleicht noch eine andere, bislang unentdeckte Kraft, die einen ebenso starken und unvorhersehbaren Einfluss auf uns Menschen ausübt wie die Elektrizität? Ich denke ja: die Lebenskraft. Sie ist in allem, was uns umgibt. Wir wissen, dass sie existiert, doch wir können sie nicht erklären. Zumindest ich nicht. Ich habe in diesem Buch von Ki gesprochen. Andere nennen sie Prana oder Chi. Dr. Nakagawa benutzt Ki und behauptet, jeder könnte dies tun. Doch dann müsste bei den meisten Menschen erst ein Bewusstseinswandel stattfinden. Sie müssten ihre Ängste loslassen, Grenzen überschreiten und Lebensfreude finden. Eine weitere Voraussetzung dafür ist die Anerkennung anderer, nicht nur körperlicher Daseinsformen, zum Beispiel auf spiritueller Ebene.

Diese Gedanken werfen weitere Fragen auf. Haben die Delfine ihre großen Gehirne etwa dazu verwendet, die spirituelle Existenz zu erforschen – anders als die Menschen, die Werkzeuge erfanden und sie dazu benutzten, die vielen Aspekte körperlicher Realität zu erforschen? Sind Delfine tatsächlich körperliche und spirituelle Wesen zugleich, wie manche behaupten? Gibt es hier einen Zusammenhang mit den alten Legenden, dass Delfine die Seelen der Toten in die nächste Welt begleiten? Und wenn diese Seelenebenen wirklich existieren, wie kann man sie sich vorstellen? Wie können wir Zugang erhalten? Betreten wir sie, während wir schlafen? Wenn ja, könnte dies erklären, warum die Delfine mehr und mehr unsere Träume bevölkern?

Nur indem wir solche Fragen stellen, können wir auf ein besseres Verständnis hoffen.

Wie alle anderen Gebiete wissenschaftsphilosophischer Forschung, mit denen ich mich beschäftigt habe, warf auch die Reise zu den Wurzeln delfinischer Heilkräfte viele Fragen auf, die nach Antworten verlangen. Seit meiner ersten Begegnung mit dem Delfin Donald im Jahr 1974 konnte ich einen nie da gewesenen Anstieg an Kontakten zwischen Mensch und Delfin beobachten. Es sieht so aus, als würde die Zahl der Begegnungen weiter zunehmen und die rätselhafte Verbundenheit zwischen Mensch und Delfin noch stärker werden. Ich finde es spannend zu verfolgen, wie diese Entwicklung die menschliche Gesellschaft als Ganzes in Zukunft beeinflussen wird. Tief in mir fühle ich, dass wir Zeugen einer wundervollen Entwicklung sein werden. Ich bin zuversichtlich, dass wir mit dem Beginn des neuen Jahrtausends eine neue Ära von Liebe und Frieden auf der Welt betreten. Eine wunderschöne Vorstellung, finden Sie nicht?

Eine Bitte zum Schluss

Alle meine Bücher führen ein Eigenleben. Ich betrachte sie gerne als Delfine. Sie ziehen durch die ganze Welt. Manchmal werden sie in Rucksäcke gestopft. Vielleicht findet man ein Exemplar voller Eselsohren auf einer Hochgebirgstour im Himalaya oder den schottischen Cairngorms. Einige ganz clevere überqueren den Ozean in Kabinen auf Kreuzfahrtschiffen. Andere sind Vielflieger, tummeln sich in der Welt über den Wolken, während andere es sich in den Kojen kleiner Boote gemütlich machen und sich von den Wellen schaukeln lassen. Man kann sie ebenso in Zuggepäcknetzen durch die Gegend rattern sehen, wie friedlich auf dem Schoß eines Sterbenden in einem Hospiz liegend. Manche verstecken sich auch in öffentlichen Büchereien. Einige sollen sogar zwischen vergoldeten Buchrücken in königlichen Bücherregalen gesichtet worden sein. Auch unter dem Kleiderhaufen im Schlafzimmer eines Teenagers sind sie zu finden, wie angespültes Strandgut bei Ebbe. Wo auch immer sie sich befinden, es ist genau der Ort, an dem sie in diesem Augenblick sein sollen. Die Frage ist nur, was soll als Nächstes mit ihnen geschehen?

In meinen Augen sollten Bücher, genau wie die Delfine, frei umherziehen können. Man sollte ihnen die Spuren des Lebens ansehen. Vielleicht enthalten sie Randbemerkungen in einer anderen Handschrift. Vielleicht sind sie auch voller Tränenflecken. Vielleicht wurde Kaffee oder Hustensaft über sie geschüttet. Das macht nichts. So bekommen sie einen eigenen Charakter.

Daher, lieber Leser und liebe Leserin, habe ich eine Bitte.

Ich hoffe, Sie haben die Zeit, in der dieses Buch Sie begleitet hat, genossen. Ich bitte Sie nun, dass Sie es »davonschwimmen« lassen, wie meine Freundin Shizuko sagen würde. Geben Sie es einem Freund oder einer Freundin. Schreiben Sie einen Spruch hinein oder malen Sie ein Bild auf den Einband und stellen Sie es in die Schulbücherei. Von dort kann es herumwandern zu wem auch immer, wie eine Flaschenpost.

Und wenn Sie eine Trennung nicht ertragen können, darf ich Ihnen vielleicht den Vorschlag machen, ein zusätzliches Exemplar (mit Autogramm, wenn gewünscht) zu kaufen?

Ich möchte Ihnen noch weitere Anregungen geben: Lesen Sie Ihren Kindern, Enkeln, den Kindern anderer, älteren Verwandten, einem Blinden oder einem in irgendeiner Form Behinderten Auszüge aus diesem Buch vor. Trauen Sie sich ruhig. Es macht gar nichts, wenn Sie gelegentlich ins Stottern kommen. Es kommt auf Ihre geistige Haltung beim Vorlesen an. Ihre »Lippenworte«, wie die autistische Eve es nennen würde, werden ihnen die Liebe der Delfine übermitteln.

Ich danke Ihnen.

In Memoriam

Ich möchte dieses Buch Konoe Ishizaki widmen, Mitbegründerin des Ki-und-Delfin-Heilungszentrums (siehe Seite 67), die im Myoren-ji-Tempel in Kyoto geboren wurde und am 9. August 1999 dort starb.
Am 26. November 1993, zwei Wochen vor der Eröffnung des Zentrums, hatte Konoe um zehn Uhr abends eine Vision, in der die Delfine ihr folgende Botschaft übermittelten:

> Guten Abend! Du bist hierher geboren, um das »Spiel des Lebens« zu spielen. Sei offenherzig und großzügig, um mit jedem zu spielen, dem du begegnest, auch mit denen, die gemeine Dinge sagen. Ihr seid alle Mitspieler im großen Spiel. Es gibt humorvolle und weniger humorvolle Menschen. Stell dir vor, dass ihr alle zusammen dasselbe Spiel spielt. Manche spielen die Rolle einer unbeliebten Person, andere die Rolle eines Clowns. Jeder hat seine eigene Rolle.

Konoe war ein Kanal, durch den die Liebe und Lebensfreude der Delfine fließen konnte. Zusammen mit ihrem Mann Kokyo gab sie sie an die Besucher des Delfin-Heilungszentrums weiter. Die Delfine inspirierten Konoe auch zu dem Lied »Iruka No Uta« (Delfin-Lied, folgende Seite). Sie sagte, die Delfine hätten das Lied komponiert, sie sei nur ein Kanal gewesen. Meinem Gefühl nach ist die Melodie so zeitlos und eingängig wie alte Evergreens.
Es berührte mich tief, als Kokyo Ishizaki mir nach dem Tod seiner Frau eine Mini-CD mit dem Lied »Iruka No Uta« zusandte. Sie war in typisch japanischer Art sehr sorgfältig und liebevoll verpackt und enthielt ein verschwommenes Foto von Konoe, das sie als wunderschöne junge Frau unter einem spitzenbesetzten Sonnenschirm zeigte.
Außer diesem Tribut an seine Frau legte Kokyo dem Paket einen Brief bei, in dem er mir schrieb, dass er trotz dem Tod seiner Partnerin und Widerständen von Seiten der örtlichen Behörden die Arbeit des Ki-und-Delfin-Heilungszentrums fortführen wollte.
Kokyo wünschte sich, dass das Delfin-Lied seiner Frau frei um die Welt fließen und ihre Botschaft der Delfine von Frieden, Lebensfreude und Liebe überall verbreiten sollte.

Iruka No Uta

Delfin-Lied

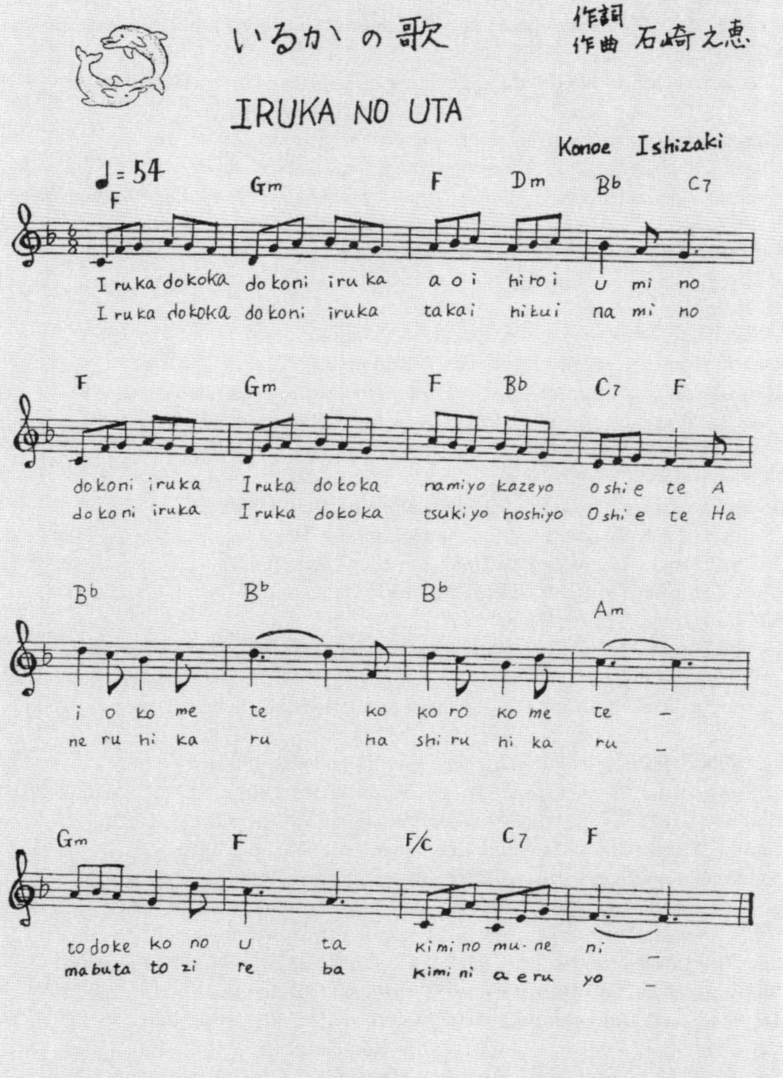

Literaturempfehlungen

Alpers, Antony: *Delfine*, DTV, 1984.
Asaoka, Koji: *The Extraordinary Healing Power of Ki Energy*, Win Honest Planning, 1994.
Carwardine, Mark: *Wale und Delfine in europäischen Gewässern*, Delius Klasing, 2003.
Carwardine, Mark, u.a.: *Wale, Delfine und Tümmler*, Könemann, 2000.
Charles, Rachel: *Mind, Body and Immunity*, Cedar, 1993.
Cochrane, Amanda, und Catten, Karena: *Das Geheimnis der Delfine*, Droemer-Knaur, 1998.
Cousteau, Jacques-Yves: *Die schweigende Welt*, Kiepenheuer u. W., 1977.
De Bergerac, Olivia: *The Dolphin Within*, Simon and Schuster, 1998.
Deguchi, Kyotaro: *The Great Onisaburo Deguchi*, Aiki News, 1998.
Doak, Wade: *Dolphin Dolphin*, Hodder & Stoughton, 1981.
Dobbs, Horace: *Camera Underwater*, Focal Press, 1972.
Dobbs, Horace: *Classic Dives of the World*, The Oxford Illustrated Press, 1987.
Dobbs, Horace: *Dance to a Dolphin's Song*, Jonathan Cape, 1991.
Dobbs, Horace: *Dilo and the Call of the Deep*, Watch Publishing, 1994.
Dobbs, Horace: *Dolphin Therapy Centres*: a vision for the future, IDW, 1992.
Dobbs, Horace: *Follow a Wild Dolphin*, Souvenir Press, 1990.
Dobbs, Horace: *Save the Dolphins*, Souvenir Press, 1992.
Dobbs, Horace: *Tale of Two Dolphins*, Jonathan Cape, 1988.
Dobbs, Horace: *The Great Diving Adventure*, The Oxford Illustrated Press, 1986.
Dobbs, Horace: *Delfine*, Heyne, 1997.
Dobbs, Horace, und Galotti, Sally: *Il Potere Magico di Dilo*, Parole di Cotone Edizione, 1999.
Eisenberg, David, und Wright, Thomas Lee: *Chinesische Medizin*, Droemer-Knaur, 1990.
Fitzgibbon, Ronnie: *The Dingle Dolphin*, Athlone Press, 1988.
Furlong, David: *The Keys to the Temple*, Piatkus Books, 1998.
Gatenby, Greg (Hrsg.): *Whales – a celebration*, Little, Brown & Co., 1983.
Gawain, Elizabeth: *The Dolphin's Gift*, Whatever Publishing, 1981.
Goldman, Jonathan: *Heilende Klänge*, Droemer-Knaur, 1998.
Hanf-Enos, Eve, und Hanf, Brigitte: *I am a Hypothesis*, Eigenverlag, 1989.
Hope, Murray: *The Ancient Wisdom of Atlantis*, Thorsons, 1998.
Idaz, Jerry, und Greenberg, Michael: *Beneath Tropic Seas*, Seahawk Press, 1987.
Johnson, Jessica, und Odent, Michel: *Wir alle sind Kinder des Wassers*, Kösel, 1995.
Kaptchuk, Ted: *Das große Buch der chinesischen Medizin*, Heyne, 2001.
Kewin, Joe, u.a.: *Sensations and Disability*, Rompa, 1994.
Kolosimo, Peter: *Sie kamen von einem anderen Stern*, Limes Verlag, 1982.
Layne, Libby: *The Sound of the Dolphin's Psalm*, Warwick House, 1997.

Lilly, John: *Man and Dolphin*, Gollancz, 1962.
Lilly, John: *The Mind of the Dolphin*, Doubleday, 1967.
McCarthy, Sue: *Heaven on Earth*, The Bradbury House of Words, 1996.
McIntyre, Joan, u.a.: *Mind in the Waters*, Scriber's, 1974.
Milanovich, Norma J., und Meltesen, Jean: *Sacred Journey to Atlantis*, Athena Publishing, 1994.
Miller, Lana: *Der Ruf der Delfine*, Lübbe, 1999.
Morgan, Elaine: *Kinder des Ozeans*, Goldmann, 1988.
O'Sullivan, Maurice: *Twenty Years a-Growing*, OUP, 1953.
Ocean, Joan: Dolphin Connection, *Dolphin Connection*, 1989.
Odent, Michel: *Water and Sexuality*, Arkana, 1990.
Ouwehand, Cornelius: *Hateruma: Socio-religious aspects of a south Ryukyuan island culture*, Liedem E.J. Brill, 1985.
Rocha, Adriana, und Jorde, Kristi: *Aus der Stille der Ewigkeit*, Lübbe, 1996.
Ryrie, Charlie: *Heilende Energie des Wassers*, Urania, 1999.
Sagan, Carl: *Unser Kosmos*, Droemer-Knaur, 1991.
Sagan, Carl: *Die Drachen von Eden*, Droemer-Knaur, 1978.
Schul, Bill: *PSI bei Tieren*, Ullstein TB-Verlag, 1982.
Seki, Hideo: *The Science of Higher Dimensions*, Sawayaka Publishing, 1984.
Seth, Vikram: *Arion and the Dolphin*, Orion Children's Books, 1994.
Shaw, Steven: *The Art of Swimming*, Ashgrove Press, 1996.
St. John, Patricia: *Beyond Words*, Stillpoint Publishing, 1994.
Stenuit, Robert: *Delfine, meine Freunde*, BLV, 1982.
Tenzin-Dolma, Lisa: *Swimming with Dolphins*, Quantum, 1997.
Van Lippe-Biesterfield, Irene: *Dialogue with Nature*, Findhorn Press, 1998.
Williams, Heathcote: *Falling for a Dolphin*, Jonathan Cape, 1990.
Williams, Heathcote: *Kontinent der Wale*, Zweitausendeins, 1989.
Witlshire, Stephen: *Cities*, JM. Dent and Sons, 1974.
Wyllie, Timothy: *Delfine, Engel und Außerirdische*, Silberschnur, 1998.

International Dolphin Watch

Als ich im Jahr 1978 die Organisation International Dolphin Watch (IDW) gründete, bestand ihr Hauptziel in der wissenschaftlichen Erforschung und Erhaltung der Delfine. Immer noch arbeiten Freiwillige an Studienprojekten, doch das Aufgabenfeld hat sich seither beträchtlich erweitert. Neueste Informationen sind auf der Website www.idw.org zu finden.

IDW untersucht die Heilwirkung der Delfine und sucht nach Lösungen, wie die positiven Effekte beim Schwimmen mit Delfinen künstlich erzeugt werden können, um die negativen Auswirkungen auf frei lebende Delfine zu vermindern und auch schwer behinderten Kindern eine Delfinerfahrung zu ermöglichen. IDW veröffentlicht Forschungsberichte und eine eigene Zeitschrift, die kostenlos an alle Mitglieder versandt wird. Die Forschungsarbeiten stören die Population frei lebender Tiere nicht, außerdem werden prinzipiell keine Studien mit gefangenen Delfinen durchgeführt.

Das Delfinüberwachungsprojekt (Dolphin Survey Project) wurde unter der Leitung von Professor Sir Richard Harrison an der Cambridge Universität gestartet, um weltweit die Entwicklung der Delfinpopulationen zu verfolgen. Eine Vielzahl professioneller und laienhafter Delfinbeobachter auf der ganzen Welt liefert IDW eine große Datenmenge. Das Forschungssegelboot »Dolphinicity« überwacht Meeressäugerpopulationen in der Nordsee und macht Interessierte mit der Beobachtung und Aufzeichnung wissenschaftlicher Forschungsdaten vertraut. IDW pflegt freundschaftliche Beziehungen zu anderen Organisationen, zum Beispiel der British Divers' Marine Life Rescue (BDMLR), einer Rettungsgesellschaft britischer Taucher für Meereslebewesen, mit der IDW bei der Rettung und medizinischen Versorgung gestrandeter oder verletzter Meeressäuger zusammenarbeitet. IDW gibt außerdem einen Führer mit Orten heraus, an denen man Delfine beobachten oder mit ihnen schwimmen kann. Zusätzlich sind Infoblätter mit Richtlinien für richtiges Verhalten gegenüber den Delfinen erhältlich. IDW setzt sich weltweit bei den Regierungen für die Meeressäuger ein, dringt auf die Einhaltung von Gesetzen, wo sie unterlaufen werden, und kämpft für Gesetzesänderungen zum Schutz des Meeres und seiner Bewohner.

IDW veröffentlicht Einzelheiten über Aktionen für freiwillige Mitarbeiter und setzt sich aktiv auf dem Bildungssektor ein. IDW-Mitarbeiter halten Vorträge und Präsentationen an Schulen in mehreren Ländern. Auch zu Ureinwohnern verschiedener Erdteile, zum Beispiel den australischen Aborigines, werden Verbindungen aufgebaut, um ihr altes Wissen und ihr tiefes Verständnis der Natur bei der Lösung aktueller ökologischer Probleme anzuwenden.

Teilnehmer an dem Delfin-Patenschaftsprojekt »Adopt and Watch Scheme« erhalten eine Informationsbroschüre, in der sie unter anderem erfahren, wo sie ihrem Patenkind im offenen Meer unter Umständen begegnen können. Bei IDW kann man zudem ein breites Angebot an Büchern und Delfinartikeln bestellen, unter anderem auch »Dolphin Dreamtime« (CD und MC) und die Videofilme »The Dolphin's Touch«, »Ride a Wild Dolphin« und »Oceania«.

IDW ist eine unabhängige Organisation, die sich aus Spenden, Erbschaften und Mitgliedsbeiträgen finanziert. Die Mitglieder werden Teil einer großen Familie von Delfinfreunden und erhalten regelmäßige Rundbriefe über die Arbeit von IDW, die Interessierte auch darüber informieren, wie sie sich persönlich engagieren können. Der Mitgliedsbeitrag deckt mehr oder weniger die Druckkosten und den Versand der Informationen.

Weitere Informationen erhalten Sie unter:

International Dolphin Watch
10 Melton Road
North Ferriby
East Yorkshire
HU14 3ET
Tel.: +44(0)1482-64 57 89
Fax: +44(0)1482-63 49 14
www.idw.org

Weitere Adressen:

Delfine helfen Menschen e.V.
Zum Ministerhügel 11, D-82343 Pöcking
Tel.: +49 (0)8157 997633
www.delfine-helfen-menschen.de

Dolphin aid e.V.
Lintorfer Waldstr. 5, D-40489 Düsseldorf
Tel.: +49 (0)203 746280, Fax: 7481063
www.dolphin-aid.de

Gesellschaft zur Rettung der Delphine e.V.
Kornwegerstr. 37, D-81375 München
Tel.: +49 (0)89 74160410
www.delphinschutz.org

WDCS Whale and Dolphin Conservation Society
Altostr. 43, D-81245 München
Tel.: +49 (0)89 61002395, Fax: 61002394
www.wdcs-de.org, www.delfine.org

ASMS, Arbeitsgruppe zum Schutz der Meeressäuger Schweiz
Postfach 30, CH-8820 Wädenswil
Tel.: +41 (0)1 780 66 88
www.silentoceans.org

Dophin Releasing
Seminar- und Projektbüro Langholf
Lorettostr. 54, D-79100 Freiburg i. Br.
Tel.: +49 (0)761 1377372, Fax: 1377370
www.dolphinreleasing.de

Stichwortverzeichnis